DES ALIÉNÉS.

DES ALIÉNÉS.

CONSIDÉRATIONS

1° SUR L'ÉTAT DES MAISONS QUI LEUR SONT DESTINÉES

TANT EN FRANCE QU'EN ANGLETERRE,
SUR LA NÉCESSITÉ D'EN CRÉER DE NOUVELLES EN FRANCE
ET SUR LE MODE DE CONSTRUCTION A PRÉFÉRER POUR CES MAISONS ;

2° SUR LE RÉGIME HYGIÉNIQUE ET MORAL

AUQUEL CES MALADES DOIVENT ÈTRE SOUMIS ;

3° SUR QUELQUES QUESTIONS DE MÉDECINE LÉGALE

OU DE LÉGISLATION RELATIVES A LEUR ÉTAT CIVIL ;

PAR G. FERRUS,

MÉDECIN DE L'HOSPICE DE BICÊTRE , ETC.

Se vend au profit des Pauvres.

Paris,

CHEZ MADAME HUZARD (NÉE VALLAT LA CHAPELLE), LIBRAIRE,
RUE DE L'ÉPERON, N° 7.

1834.

RAPPORT

AU CONSEIL GÉNÉRAL DES HOSPICES.

———•○•———

Messieurs,

L'extrême difficulté qu'éprouve un médecin à s'éloigner, même pendant quelques heures, du lieu où il se livre à la pratique de son art, et le désir de ne point contrarier les vues d'un ancien ami, ne furent pas les seuls motifs qui me firent long-temps hésiter à quitter l'hospice de la Salpêtrière pour me charger, suivant votre intention, du service des aliénés à l'hospice de Bicêtre. Je sentais toute la gravité et toute l'importance des fonctions auxquelles j'allais me vouer. Aussi, dès que cette responsabilité me fut dévolue, je vous exprimai mon opinion sur l'utilité que pourrait présenter un voyage en Angleterre, entrepris dans le but de visiter les établissemens destinés aux aliénés, afin de pouvoir, en comparant l'état de la science chez nous et chez nos voisins, obtenir en peu de temps un résultat que la pratique et l'expérience des faits peuvent

1

seules procurer. Vous ne vous bornâtes point à
agréer ma proposition : tous les encouragemens
possibles me furent accordés. L'un de vous,
Messieurs, dont la retraite excite aujourd'hui
nos communs regrets, m'offrit même sa coo-
pération et son assistance honorable, je ne
doutai pas dès lors du succès d'un voyage
entrepris sous d'aussi favorables auspices.

Me laissant le soin de réunir tous les documens qui pourraient se rattacher au service
médical ou présenter quelque intérêt scientifique, M. Bréton se chargea, dans les nombreuses visites que nous fîmes tant en Angleterre qu'en Écosse, d'étudier la partie administrative des établissemens charitables : notre
intention était de vous présenter chacun un rapport séparé d'après cette division ; mais comme
la connexité des matières aurait entraîné des
répétitions fréquentes, M. Bréton a voulu que
ses observations particulières, sous le rapport
administratif et légal, fussent intercalées dans
les notes que j'avais déjà rédigées. C'est le résultat de ce travail, qui nous est ainsi devenu
commun, que je viens vous présenter. Il ne
vous sera pas difficile, Messieurs, de reconnaître la main exercée et la précision rigou-
reuse de mon judicieux collaborateur. Vous re-

marquerez les articles relatifs à la manière de
fonder et d'administrer les établissemens de
charité, si différente en France et en Angleterre ; la comparaison établie entre les
deux modes d'administration, d'abord en général, et ensuite sous le rapport du matériel,
des dépenses, des soins généraux donnés aux
malades. Enfin, si je puis réclamer l'avantage
d'avoir appelé, à plusieurs reprises, votre attention sur l'état civil des malades confiés à mes
soins, et d'avoir cherché à me dépouiller d'une
partie des attributions, trop peu limitées à mon
avis, que l'usage nous a conférées, il appartenait
à M. Bréton seul de vous signaler l'insuffisance
de nos Codes, et de livrer à vos méditations un
projet de législation relativement aux aliénés.

D'une part, des circonstances tout à fait in-
dépendantes de ma volonté ; de l'autre, mon
désir de soumettre au creuset de l'expérience nos remarques et nos recherches, sont
les causes du retard qu'a éprouvé le compte
rendu, objet du présent rapport. Aussi, Messieurs, je ne me bornerai pas à vous présenter
aujourd'hui un simple journal de notre voyage :
la division en plusieurs sections distinctes,
adoptée dans ce travail, permettra de lui donner

un développement sans lequel il n'aurait pu avoir, je crois, la même utilité.

Pardonnez dès lors, Messieurs, la longueur de cette narration. Si quelques détails peuvent paraître étrangers à l'objet principal de la mission qui m'a été confiée, la connexité des divers sujets rendra peut-être excusables les digressions : elles m'appartiennent d'ailleurs en propre, je le confesse, et par conséquent elles peuvent être attribuées à la préoccupation constante que donnent les études philosophiques et médicales, autant qu'au penchant irrésistible qui porte les voyageurs à raconter.

Dans la première section, je ferai connaître l'historique des maisons d'aliénés en Angleterre, ainsi que les améliorations dont elles ont été l'objet; mais, pour ne pas fatiguer votre attention, je ne ferai qu'indiquer ici les divers modes de traitement mis en usage dans chacun des établissemens que nous avons visités.

La seconde sera divisée en cinq chapitres : l'un comprendra quelques détails généraux sur les maisons d'aliénés en France, soit sous le rapport historique, soit sous le rapport administratif et médical; le second aura pour objet spécial d'indiquer toutes les améliorations fai-

tes ou à faire dans l'établissement dont le service médical m'est confié.

Dans le troisième, je tâcherai d'indiquer
quelques règles générales sur la distribution
nécessaire pour les maisons d'aliénés.

Je parlerai, dans le quatrième chapitre, des
soins hygiéniques et moraux que réclame le
traitement des maladies nerveuses en général.

Enfin, le cinquième chapitre sera consacré à
considérer les aliénés sous le rapport de leur
position civile, ce qui amenera naturellement
quelques questions nouvelles et importantes
de médecine légale, applicables à ce sujet.

Mais, avant tout, je crois devoir, dans une
première partie, fixer l'attention du Conseil sur
la situation des hôpitaux et hospices anglais,
puisque nous en avons également reçu la mission.

PREMIÈRE PARTIE.

COUP-D'OEIL GÉNÉRAL

sur

LA SITUATION DES ÉTABLISSEMENS CHARITABLES

EN ANGLETERRE.

S'il est vrai, comme je suis disposé à le croire, que l'on puisse juger de la civilisation et de la prospérité d'un pays par le nombre et la perfection de ses établissemens de bienfaisance, l'Angleterre doit être l'une des contrées du monde les plus prospères et les plus civilisées. Partout, en ce pays, la charité s'exerce avec ordre, avec largesse, et peut-être même avec munificence. Toutes les classes de la société sont liées par un sentiment commun, celui de soustraire l'homme au malheur, de l'empêcher de compromettre sa dignité par une mendicité honteuse. Chaque classe en particulier, agissant pour son compte comme la société commune, donne un même but à son amour-propre et à ses sentimens généreux, et montre, dans les secours qu'elle porte à ses semblables, autant de sollicitude que de fierté. Cette der-

nière expression ne peut avoir ici une acception désobligeante aux yeux d.s hommes éclairés qui auront fréquenté la nation anglaise : la
fierté n'est pas le seul sentiment qui puisse être
porté jusqu'à l'exagération sans cesser d'être
un mobile vers le bien. Les nations d'ailleurs,
de même que les individus, sont dirigées par des
sentimens personnels, et tout ce que l'on peut
exiger des unes comme des autres, c'est que leur
égoïsme soit haut placé, qu'il ne se laisse point
exciter seulement par l'intérêt du moment,
que ses calculs et ses combinaisons portent les
hommes dans l'avenir, et leur fassent rechercher l'estime de leurs semblables : tout ce que
l'on peut souhaiter, enfin, c'est que, chez les
hommes réunis comme chez les individus isolés, l'égoïsme n'étouffe point le germe des pensées et des actions généreuses. Eh bien! je ne
crains pas de le dire tout d'abord, puisque les
faits que je citerai doivent le montrer presque
à chaque page : en Angleterre, l'orgueil national et la fierté individuelle, quoique exagérés
jusqu'à l'abus, même pour la charité, enfan-
tent des prodiges. Les preuves de cette assertion ne sont que trop nombreuses; elles se
multiplient comme le nombre des établissemens divers, dans lesquels l'infortune trouve

un asile ou des secours momentanés. Nous ne pourrions citer tous ces établissemens, et nous nous écarterions pour long-temps du récit que vous attendez de nous, si nous entrions dans les détails intéressans qu'ils présentent.

Nous devons vous dire toutefois que les secours publics dans ce pays sont plus particulièrement dirigés vers l'éducation de l'enfance, ou vers les moyens de donner de l'instruction aux hommes qui ne pourraient profiter de l'éducation générale, parce qu'ils sont atteints de quelque infirmité. C'est cette disposition des esprits qui a multiplié sur tous les points du royaume les écoles à la Lancastre; c'est elle aussi qui, en suivant notre exemple, et parfois en nous demandant des modèles, a fait créer à Londres, à Édimbourg, à Glascow, et dans toutes les villes populeuses de l'Angleterre, de nombreux instituts pour les enfans nés aveugles ou sourds-muets. Sur ce dernier point, comme je viens de le signaler, la priorité nous est incontestablement acquise; mais, pour commencer avec impartialité une comparaison qui fait l'objet de ce travail, je dois ajouter qu'en plusieurs lieux les imitateurs ont dépassé leur modèle, et surtout que chez nos voisins l'émulation et la hardiesse d'entreprise sont générales , tandis qu'en France elles osent à peine franchir l'enceinte des grandes cités. En Angleterre, dit-on proverbialement, Londres est partout. Chez nous, la ville de Paris, en fait d'institutions, sur trop de points manque de rivales.

Nous n'avons pas été moins frappés des secours que chaque classe de la société accorde aux individus qui la composent. Toutes les corporations, tous les corps de métiers ont créé des établissemens : comme ceux fondés par la charité publique, ils sont plus particulièrement destinés à protéger la jeunesse. Ils reçoivent les enfans des artisans que la mort a frappés jeunes encore, ou que de graves infirmités ont mis dans l'impossibilité d'élever leurs familles. Le gouvernement agit de même à l'égard des orphelins de l'armée de terre ou de la marine ; mais c'est surtout le commerce qui se fait remarquer par sa prévoyance à atténuer l'effet des grandes infortunes. A Édimbourg, et dans quelques autres villes, ce ne sont plus seulement les orphelins qui reçoivent de l'éducation et des secours, mais bien les enfans des négocians qui ont éprouvé des revers, et dont la fortune a trompé les espérances. Quoique la probité et la droiture président en général à leurs opérations commerciales, les négocians anglais sont trop entreprenans pour que les chances défavorables des spéculations hasardeuses ne les réduisent pas souvent à recourir à de pareils bienfaits.

Quant aux renseignemens et aux détails relatifs aux hôpitaux et aux établissemens que nous désignons plus particulièrement sous le nom d'hospices, et dont l'examen a été le but de notre voyage, ils trouveront leur place dans nos réponses aux questions qui, à notre départ, nous ont été remises par messieurs les Membres de la Commission administrative. Jetons d'abord un coup-d'œil sur le régime administratif en général et sur la manière dont les diverses dépenses s'y régularisent.

En France, la gestion, soit financière, soit administrative, des établissemens charitables est soumise à la surveillance de l'autorité publique; ils sont généralement fondés et entretenus par les deniers des communes, et ceux même dont les fondations sont dues à des libéralités particulières ne peuvent point s'affranchir de la tutelle de l'Administration municipale ou supérieure.

Il n'en est pas de même en Angleterre : à

très peu d'exceptions près, le gouvernement
reste tout à fait étranger à la fondation des
hôpitaux et hospices, comme à leur direction
intérieure : c'est à des dons spéciaux ou à des
souscriptions qu'ils doivent leur origine ; ces
dons et ces souscriptions fournissent seuls les
moyens d'établissement, et doivent compléter
les dépenses annuelles, dont une partie est
couverte par les journées que les paroisses
paient pour chacun de leurs malades sur le produit de la taxe des pauvres.

Enfin c'est à ceux qui ont ainsi pourvu tant
à la dotation qu'aux dépenses des établissemens qu'il appartient d'en fixer la destination,
et de régler toutes les parties de leur gestion
intérieure.

Sur ce premier exposé, on comprend déjà
toute la différence qui existe entre nos établissemens charitables et ceux de nos voisins sous
le rapport administratif : ce n'est pas sur les
détails, c'est sur le fond du système que repose
cette différence.

Quel rapprochement dès lors établir entre
des institutions qui n'ont entre elles aucune
analogie, puisque, d'un côté, elles sont soumises à l'action directe et constante du gouvernement, ou du moins de l'autorité locale, et

que de l'autre elles reposent sur une indépen-
dance absolue?

Il serait trop long, et peut-être bien difficile, de discuter ces deux modes d'administration, de les mettre en présence, et d'assigner à l'un d'eux une préférence sur l'autre;
dans cette comparaison, il faudrait faire la
part des mœurs, des habitudes de chacun des
deux peuples, et l'on arriverait probablement
à cette solution, que l'absence de l'intervention de l'autorité publique, dont s'accom-
mode si bien le caractère anglais, produirait
parmi nous les plus fâcheux effets; et que, de
leur côté, les Anglais toléreraient difficilement
une surveillance qu'ils regarderaient comme
fatigante et contraire aux idées qu'ils se sont
faites de la liberté sur les opérations financières
et administratives en matière de charité.

En effet, les fondations charitables ne se forment guère chez eux autrement que les spéculations commerciales. L'esprit d'association,
qui domine toutes leurs pensées, et qui se re-
produit sans cesse dans les moindres détails de
leur vie, même domestique, préside aussi à ces
actes de bienfaisance; il se déploie non seulement dans les établissemens de cette nature,
dont les souscriptions font tous les frais, mais

encore dans ceux dont la dotation est le produit de libéralités particulières, car il est rare
que le donateur ait pourvu à toutes les dépenses, et qu'il ne laisse pas à des souscripteurs le
soin de compléter son ouvrage.

Dans toutes les entreprises dont le but est
d'obtenir des bénéfices, l'intérêt particulier
porte naturellement chaque associé à concourir de tous ses moyens à leur succès : il y apporte avec ardeur le tribut de ses lumières; il
y consacre ses travaux et son activité; mais,
quel que soit le sentiment d'humanité qui
anime les membres d'une association charitable, chacun d'eux, détourné par ses propres
affaires, croit avoir satisfait à tout en fournis-
sant sa contribution aux dépenses. Heureux de
trouver une personne indiquée comme digne
de confiance, on s'empresse de lui en accorder,
et de lui remettre tout le soin de diriger l'établissement. Si auprès d'elle on place un des
sociétaires, désigné pour exercer une surveillance supérieure et gratuite, celui-ci ne considère cette mission que comme honorifique, et
n'exerce qu'un contrôle insignifiant sur le directeur. Le choix de ce dernier, dans les maisons
d'aliénés surtout, se fixe presque toujours sur
un médecin : il est chargé de la comptabilité,

des marchés, des achats, des paiemens, comme de tous les détails d'ordre et de police.

Ce n'est pas dans une réunion annuelle, ou tout au plus trimestrielle, que les associés peuvent juger de l'ensemble d'une gestion, dont l'examen exigerait la connaissance d'une foule de documens, et dont une expérience journalière pourrait seule faire ressortir les avantages et les défauts; ce n'est pas sur un rapport de quelques lignes, dans une séance de quelques instans, sur quelques explications fugitives à la suite d'une visite rapide des localités, qu'une gestion aussi compliquée peut être appréciée avec certitude; ce n'est pas pendant le repas, qui termine habituellement ces visites, qu'il est possible d'approfondir des questions graves, ou de décider les améliorations dont les établissemens sont susceptibles. Néanmoins, le moment du banquet, il faut le dire, n'est pas indifférent pour leur prospérité; c'est presque toujours alors que se font les appels à la générosité des convives, et l'on sait combien, dans une telle occasion, l'exemple et l'entraînement peuvent avoir d'influence. Aussi, que l'on ne croie pas que j'ai cité ce fait dans un esprit de critique; j'ai voulu seulement ajouter un trait de plus à la différence que présente le

caractère des Anglais et des Français, et montrer, par cette preuve nouvelle, la difficulté des
comparaisons dans tout ce qui se rattache aux
effets de ces caractères si divers.

Quoi qu'il en soit, toutes ces assemblées de
fondateurs ou bienfaiteurs, étrangers à la direction intérieure des établissemens charitables,
n'ont d'autre objet que d'assurer à ces institutions les ressources pécuniaires dont elles ont
besoin. Habitués au spectacle de l'opulence, les
membres de ces assemblées se trouvent flattés
de l'élégante recherche de la salle des délibéra-
tions; ils ne sont pas même choqués du contraste
de cette espèce de luxe avec les misères voisines;
il suffit d'ailleurs, pour leur inspirer une confiance entière sur toutes les parties du service,
qu'ils trouvent dans les infirmeries et dans toutes les autres localités une propreté qui s'y fait,
à la vérité, généralement remarquer, mais qui
ne peut suppléer à toutes les autres conditions
d'une bonne administration.

Enfin, nous ne pouvons assez le répéter,
le directeur est le chef unique, le pivot sur
lequel roulent exclusivement toutes les opérations: tout dépend donc non seulement de sa
moralité, mais de ses talens, de son activité,
j'ajouterai même de la tournure de son esprit.

N'avons-nous pas été témoins, dans une des maisons d'aliénés les plus considérables, de la préoccupation du directeur, dont toutes les pensées étaient dirigées vers l'étude des diverses formes de crânes? La partie administrative n'était pour lui que très secondaire, qu'une obligation pénible dont il abandonnait les détails à des subalternes. Presque partout, suivant les dispositions des directeurs, leurs soins étaient concentrés entièrement sur le point de leur affection, tandis que le reste était ou négligé ou livré à la routine. Tel doit être, en général, le résultat de l'autorité conférée à un seul individu sur une gestion dans laquelle il n'est ni stimulé par l'intérêt personnel, ni soumis à aucun contrôle. Sans mettre en doute ses bonnes intentions et sa probité, il faudrait le supposer doué d'un mérite peu commun pour espérer qu'il ne se laissera dominer ni par la paresse, ni par ses préoccupations personnelles. Nous avons trouvé quelques établissemens dont toutes les parties annoncent l'activité et l'intelligence du directeur ; mais ces exemples mêmes, à raison de leur rareté, nous autorisent à conclure de nouveau que si les associations particulières se présentent, dans un si grand nombre de circonstances, avec tant

d'utilité pour aider les hommes dans leurs tran-
sactions, elles ne sont réellement pas exemptes
de vices, surtout lorsque, appliquées à des objets qui ne sont pas purement individuels, mais
qui intéressent la société entière, elles sont
abandonnées à elles-mêmes, sans guide et sans
principes bien déterminés.

Comment, en effet, peuvent-elles, sans examen, sans travail et sans efforts, s'éclairer suffisamment sur les convenances des localités,
sur la nature et la quotité des secours que
réclame la population? De ce défaut de lumières, il résulte souvent que les ressources
sont excessives sur un point, tandis qu'elles
sont insuffisantes sur un autre, et plus souvent encore que l'emploi de ces ressources,
sans être inutile, n'est pas néanmoins appliqué aux besoins les plus urgens. Quelque dé-
sintéressé que puisse être le zèle du directeur, quelques éloges que méritent les intentions des fondateurs et des donateurs, ils manquent d'unité dans leurs vues, de points de
comparaison dans leur marche. Les paroisses
sont, en effet, souvent intéressées dans ces fondations, mais elles n'y figurent que comme
simples souscripteurs, comme individus. Elles
n'ont, par leurs représentans, que leur droit de

suffrage aux grandes réunions, où la fortune et l'importance de la donation ont souvent plus d'autorité que les connaissances positives, et où ce n'est pas toujours l'avis du plus expert qui prévaut.

Résumons en peu de mots tous les avantages et inconvéniens du système des établissemens particuliers tels qu'ils existent en Angleterre.

On ne peut nier qu'ils n'exigent moins d'employés supérieurs, qu'ils n'admettent une grande simplicité dans les écritures ; qu'en laissant une grande latitude pour la conclusion des marchés, en dispensant de toute nécessité d'autorisation pour la confection des travaux, il n'en résulte une grande rapidité dans l'exécution, et une précieuse facilité pour saisir les occasions favorables aux achats, et pour introduire dans les détails le régime paternel d'un ménage économe.

Mais, on ne peut trop le redire, tous ces avantages tiennent uniquement à la capacité et à la moralité d'un directeur temporaire. Ainsi le sort d'un établissement, dont la marche doit être stable et constante, se trouvera subordonné au changement d'un seul individu. Dans l'absence d'un contrôle réel, d'un plan fixe et bien déterminé, de tous objets de comparaison, qui pourra garantir l'exactitude de la comptabilité, la régularité des dépenses, le bon emploi des ressources? Sans craindre d'être accusé d'une partialité nationale, je n'hésite donc pas à préférer notre organisation charitable. L'uniformité de vues, l'ensemble de volontés et de connaissances qui se groupent autour d'un centre commun de lumières, nous assurent sur nos voisins une grande supériorité, en provoquant, par des comparaisons, une discussion éclairée, en étendant partout une surveillance utile, enfin en excitant ainsi l'émulation, et prévenant les abus qui naissent de l'insouciance et de la mauvaise foi.

Jetons, au surplus, les yeux sur quelques résultats. Et d'abord, remarquons qu'en Angleterre il n'existe point d'établissemens généraux qui aient de l'analogie avec nos hospices destinés à recevoir les vieillards ou infirmes incapables de travailler. Quelques maisons spéciales, fondées pour des classes déterminées, ne peuvent être regardées que comme des exceptions, comme celle instituée par le respectable Gellespie dans la ville d'Edimbourg. Cet établissement, dans lequel quarante personnes (hommes ou femmes) appartenant au commerce sont admises gratuitement, ressemble beaucoup, sauf le paiement de la pension, à l'institution de Sainte-Périne. Comme à Sainte-Périne, chacun y occupe, dans un bâtiment vaste et entouré de beaux jardins, une chambre à cheminée de dix-huit pieds carrés ; les admis mangent également à des tables communes en réfectoire.

Le portrait du fondateur est le principal ornement de la salle de réunion des administrateurs de l'hospice ; les traits de ce bon vieillard respirent la bienfaisance dont il était animé ; sa mémoire est en honneur dans sa ville natale, et comme il avait acquis sa fortune dans le commerce du tabac, le meilleur tabac consommé dans la capitale de l'Écosse conserve encore, chez les gens du peuple, le nom de tabac de *Gellespie.*

Rien de plus touchant, sans doute, qu'une pareille fondation : par le souvenir elle nous reporte naturellement vers les actes de bienfaisance de même nature qui honorent notre patrie. En nous rappelant que Gellespie, enrichi par le commerce, a voulu faire participer aux fruits de ses heureuses spéculations ceux de ses compatriotes qui, ayant exercé la même profession, n'auraient pas été aussi bien traités par la fortune, pouvons-nous oublier la disposition récente par la-

quelle un laborieux artisan (Brézin) a consacré le produit presque entier de ses travaux
et de ses économies à préparer une retraite à
des ouvriers vieux et infirmes? Les trois cents
indigens qui profiteront incessamment de cette
libéralité n'offriront pas un spectacle moins
intéressant que la maison de Gellespie à Edimbourg; et si chacun d'eux n'est pas individuelle-
ment traité avec autant de recherche que dans
la maison écossaise, notre hospice nouveau
aura du moins l'avantage d'étendre ses bienfaits à un plus grand nombre, et d'atteindre
d'une manière plus efficace et plus large la
véritable indigence.

En effet, et pour revenir au sujet dont cette di
gression nous a un peu éloigné, malgré l'existence de ces maisons spéciales qui reçoivent des
individus au dessus de la classe ordinaire des
indigens, l'Angleterre n'offre rien de fixe pour
le sort des vieillards et infirmes; rien surtout ne
représente dans ce pays notre *Institution des
Ménages* à Paris, institution en même temps
morale et charitable, et à laquelle on ne peut
reprocher que d'être trop bornée dans le nombre de ses admissions. Il est vrai qu'il existe
en Angleterre des maisons de secours, dont le
nom, *workhouse,* annonce la destination pour

le travail ; mais quel doit être le sort des vieillards et infirmes au milieu d'une population de vagabonds et fainéans, qui, profitant du droit que leur donne la taxe des pauvres, absorbent, sous le prétexte d'un défaut de travail, les secours qui devraient être réservés au malheur? Peut-on leur offrir comme une retraite tranquille et secourable une maison où la paresse, l'intrigue et l'audace se réunissent pour dévorer le funeste tribut que l'Angleterre s'est imposé, fléau dévorant, auquel il sera peut-être impossible de trouver un remède sans ébranler l'état social de ce pays?

Il faut donc renoncer à parler d'hospices, car il n'en existe réellement pas en Angleterre, et se borner à la revue générale de l'état des hôpitaux. Dans cet examen sommaire, nous considérerons ces derniers établissemens :

1°. Sous le rapport des détails purement matériels ;

2°. Sous le rapport du personnel et de la police intérieure ;

3°. Enfin, sous les divers rapports qui concernent plus ou moins directement le régime médical.

§ Ier.

MATÉRIEL.

La nature, la forme, la disposition des bâtimens sont d'une haute importance, tant pour
l'ordre intérieur des hôpitaux que pour leur
administration économique, et surtout pour la
salubrité et le bien-être des malades. Nous
n'avons malheureusement en France que trop
d'occasions de reconnaître les vices de nos
constructions anciennes, qui, originairement
créées avec peu d'intelligence pour des besoins
peu étendus, ont été successivement agrandies
sans méthode à mesure du développement de
ces besoins. L'Angleterre semblait ne devoir
pas nous offrir de pareils inconvéniens. Sur
tous les points de cette contrée opulente, dans
les comtés les plus éloignés comme dans la
capitale, les libéralités particulières et les riches associations dont j'ai parlé plus haut ont
fourni des moyens suffisans pour faire disparaître les hôpitaux anciens; presque partout,
des constructions entièrement neuves les ont
remplacés, et, lorsque leur nombre a dû être
augmenté, on s'est rarement servi, comme en

France, d'édifices affectés d'abord à d'autres destinations : des bâtimens nouveaux ont été élevés.

Ces heureuses circonstances auraient dû donner aux hôpitaux anglais une supériorité marquée sur les nôtres. Quel immense avantage, en effet, d'opérer sur un plan d'ensemble et d'après des bases connues, en profitant des leçons de l'expérience; de pouvoir combiner la distribution générale et celle de toutes les parties du service d'après un système arrêté d'avance, et calculé sur une étude approfondie des besoins et des ressources! Nous avions donc l'espoir de trouver dans la visite de ces établissemens une source d'observations précieuses : notre attente n'a pas été remplie. Plusieurs essais plus ou moins heureux ont été tentés pour les maisons d'aliénés, comme je le dirai dans le chapitre suivant; mais les nouveaux édifices élevés pour servir d'hôpitaux ne nous ont offert aucun des avantages que nous espérions y trouver. La forme du terrain paraît en général en avoir déterminé la longueur et la direction. Les corridors et les promenoirs, disposés plutôt d'après la localité que d'après les besoins, sont quelquefois oubliés totalement, et c'est encore à la localité qu'est subordonnée la répartition de tous les services, autres que celui de la cuisine. Quant à ce dernier service, il est constamment placé dans l'étage inférieur, suivant l'usage des maisons particulières.

Je n'hésite donc pas à dire que ces établissemens, sous le rapport de la distribution générale des bâtimens, ne peuvent nous servir de modèles à suivre ou même à étudier pour la restauration de nos hôpitaux déjà existans, ou pour la création de nouveaux hôpitaux, si la nécessité s'en faisait sentir.

Parcourons maintenant les détails intérieurs.

Et d'abord, je m'empresse de reconnaître que la propreté, si générale en Angleterre, se fait remarquer particulièrement dans les hôpitaux de ce royaume. Je ne puis en faire un plus grand éloge que de dire que presque tous approchent, sous ce rapport, de ceux de nos établissemens les mieux tenus à Paris. L'abondance des eaux facilite merveilleusement ces soins de propreté : elles servent à laver le plancher des salles presque tous les jours et surtout le dernier jour de la semaine; elles sont aussi employées avec beaucoup de succès pour les latrines; mais on s'étonne de ne pas voir user d'une si précieuse facilité pour multiplier les bains. Ce service, en général,

n'est pas proportionné au nombre des malades.
et nous avons éprouvé un sentiment pénible à
Manchester, en nous assurant que l'hôpital de
cette ville si riche et si populeuse ne possédait
qu'une baignoire pour 170 lits. Il est vrai qu'un
projet de reconstruction complète était arrêté
pour le remplacement de cet établissement.
Mais n'eût-il pas été convenable de distraire
une faible somme, à titre d'imputation sur
cette grande dépense, pour l'achat de quelques baignoires dont l'emploi n'aurait pas été
perdu après la construction du nouvel édifice?

Néanmoins, cette négligence relativement
aux bains, si elle existe dans un assez grand
nombre d'hôpitaux, ne peut être imputée à tous
sans exception; il en est quelques uns, au contraire, dans lesquels les bains sont établis à chaque étage, même dans les étages supérieurs, et
desservis par des vastes réservoirs d'eaux élevées
et chauffées par les machines à vapeur.

Mais, puisque je parle de la propreté, il est,
je ne dois pas le dissimuler, un point sur lequel
nous sommes bien loin des Anglais; je veux
parler du renouvellement des peintures dans
l'intérieur des salles. Si le luxe est quelquefois
permis dans les établissemens charitables, c'est
peut-être sous ce rapport seulement. En Angle-

terre, les peintures des murs et des portes
sont, presque sans exception, refaites à neuf
tous les ans dans les hôpitaux; les portes en
totalité, et les murs jusqu'à la hauteur de trois
pieds sont peints à l'huile, le surplus est passé
au badigeon. Peut-être l'atmosphère de cette
contrée et l'usage constant du charbon de
terre rendent-ils cette mesure plus nécessaire
qu'en France; mais quel qu'en soit le principe, ses résultats pour la salubrité ne peuvent
être méconnus.

Je pourrais encore ajouter, comme contri-
buant à la propreté, l'usage général des lits de
fer ou de fonte. Nous n'avons trouvé quelques
restes de couchettes en bois qu'à l'hôpital de
Saint-Barthélemy à Londres, dont le directeur,
par une assez étonnante bizarrerie, préférait
ces couchettes, par le seul motif, assurait-il,
qu'il était plus facile de les laver.

A la vérité, ces lits de fer ou de fonte sont
moins soignés dans leur confection que ceux
dont les hôpitaux de Paris se trouvent pourvus;
presque tous composés de simples tringles ajus-
tées ensemble par des écrous aux quatre coins,
ils sont remarquables par leur pesanteur et
leur peu d'élévation au dessus de terre.

Ils sont garnis d'une paillasse, d'un simple

matelas rempli de hachures de drap, d'un tra-
versin, et d'une ou deux couvertures en laine.
Ces couvertures sont de couleur brune ou mé-
langée, ce qui donne, après quelque usage, un
aspect plus propre que les couvertures blan-
ches, et dispense jusqu'à un certain point du
blanchissage; mais ce double avantage est-il
bien réel? et n'est-il pas à craindre de conserver,
sous cette apparence de propreté, des germes
de maladies funestes?

Pour compléter leur coucher, les malades
reçoivent de l'établissement des draps dont le
renouvellement est effectué assez fréquemment
pour satisfaire à ce qu'exigent la propreté et la
salubrité. Les lits sont souvent entourés de rideaux de toile ou de coton, blancs ou de couleur,
surtout pendant l'hiver. Néanmoins cet usage est
moins général que dans nos hôpitaux français.

Au surplus, c'est aux draps, aux rideaux et à
quelques alaises indispensables au traitement,
que se bornent les fournitures en linge qui sont
faites aux malades : ils n'en reçoivent aucune en
habillement; il faut qu'ils se procurent les
moyens de changer de linge de corps, soit par
leurs propres ressources, soit par les secours
des paroisses. Ils n'ont point d'autres vêtemens
dans les salles que ceux avec lesquels ils ar-

rivent, et encore, pendant le cours de la maladie, ces vêtemens restent-ils sur le lit, au ris-
que de communiquer la vermine qu'ils peuvent contenir.

§ II.

PERSONNEL ET POLICE INTÉRIEURE.

Nous aurions désiré obtenir des documens
sur le nombre des malades indigens assistés par
la charité publique à Londres, pour le comparer
avec la population générale de cette immense
cité. Ce n'était pas dans un simple objet de curiosité que nous désirions comparer cette proportion à celle que nous présente le tableau des
hôpitaux de Paris en raison du nombre de ses
habitans : ces rapprochemens statistiques mè-
nent nécessairement à la recherche des différences et de leurs causes, et la connaissance de
ces causes ne peut manquer de fournir une
ample matière aux méditations des administrateurs et au zèle des hommes charitables. Mais
comment trouver les bases d'un pareil calcul
dans une ville comme Londres, dont les limites
mêmes sont incertaines, dont l'administration
partagée entre des corps différemment organisés n'a aucun point central, et dont au surplus

les moyens de secours, comme je l'ai déjà dit, sont hors de la compétence et du contrôle de ces administrateurs? Il a donc fallu renoncer à ces idées générales et se renfermer dans les actes intérieurs de chaque établissement.

L'un des plus importans est, sans contredit, le mode d'admission des malades.

En France, et surtout à Paris, cette admission n'est soumise qu'à une seule condition, celle de l'existence de la maladie. Les moyens nécessaires pour reconnaître ce fait n'entraînent aucun délai; aucune recommandation n'est exigée de celui qui se présente; c'est pour ordre seulement qu'on l'interroge sur son nom, sur sa demeure, sur sa profession; toutes ces circonstances n'ont aucune influence sur le traitement exercé à son égard, il est égal pour tous.

Mais pour encourager, pour provoquer les souscriptions qui forment la ressource presque unique des établissemens anglais, il a bien fallu offrir quelques avantages aux souscripteurs, flatter leur vanité ou leurs sentimens généreux en leur laissant une participation apparente dans la distribution des secours. La présentation par l'un des souscripteurs est donc indispensable à tout malade qui désire entrer dans

un hôpital, et lorsqu'il a obtenu cette faveur,
son admission (à moins d'une extrême urgence)
ne peut avoir lieu que sur la visite du médecin
de la maison, visite qui n'est pas quotidienne,
qui se fait tous les deux jours, au plus, qui
même dans quelques hôpitaux (à Saint-Barthélemy, par exemple, l'un des principaux établissemens de Londres) n'a lieu qu'à des intervalles plus éloignés.

L'acte qui a le plus essentiellement signalé
l'administration actuelle des hôpitaux et hospices à Paris, celui qui sans aucun doute a eu
le plus d'influence sur l'amélioration de toutes
les parties du service, c'est le classement des
indigens en raison de leurs besoins et de leur
situation. Non seulement la vieillesse et les infirmités ont été séparées de la maladie; non
seulement les sexes ont été divisés avec le soin
le plus scrupuleux dans chaque établissement;
mais celles des maladies qui pouvaient avoir
quelque danger ou quelque inconvénient par
leur rapprochement ou leur contact ont été
classées à part : des locaux spéciaux ont été
assignés aux aliénés, aux femmes en couche,
aux individus atteints d'affections contagieu-
ses. On verra tout à l'heure jusqu'à quel
point cette distinction est observée en Angle-

terre; mais ce qui n'y est généralement pas observé, c'est la division des âges, dont le Conseil général a donné l'exemple à Paris, par la création d'un hôpital exclusivement consacré à l'enfance. En Angleterre, les adultes sont confondus avec les enfans dans tous les hôpitaux; et sans s'arrêter à ce que ce mélange a de fâcheux sous le rapport de la morale, il est aisé de sentir combien il doit être préjudiciable à la salubrité.

Ces inconvéniens, déjà si graves pour le malade, sont encore augmentés par l'absence de sages réglemens pour la police intérieure, ou par la violation de ceux qui peuvent exister. Les malades ont, ou prennent la liberté de circuler dans toutes les salles; les étrangers y restent à toute heure sans être soumis à aucune surveillance, et nous avons vu dans l'hôpital de *Guy*, à Londres, des marchands de mauvais fruits parcourir les salles des malades, et se livrer sans obstacle à leur commerce. Nous devons ajouter, toutefois, que les portiers étaient chargés d'empêcher l'entrée des boissons alcooliques.

De tels abus (car il est impossible de donner un autre nom à de pareils faits) ne peuvent être imputés qu'aux employés subalternes, dont l'ex-

périence, à défaut de réglemens, devrait y suppléer, et qui, dans tous les cas, seraient coupables de ne pas provoquer ces réglemens, s'ils
étaient nécessaires à leur responsabilité. Cependant tous ces employés sont plus chèrement
rétribués que ceux de nos hôpitaux.

Du reste, leur service auprès des malades
paraît aussi doux, aussi actif qu'il est permis de
l'attendre de mercenaires qui ne se soumettent
que par besoin à des fonctions rebutantes,
et qui, guidés par l'intérêt seul, sont toujours
disposés à déserter le poste s'il se présente
pour eux quelque emploi plus avantageux.
Combien nous sommes, à cet égard, plus heureux que nos voisins! combien sont préférables les services que nous trouvons dans les
sœurs de charité, dont le dévouement dérive
d'un principe bien plus élevé que tous les calculs humains! Ce n'est pas d'aujourd'hui que
cette précieuse ressource nous est enviée par
ceux qui s'en trouvent privés.

« Nous n'avons en aucun endroit, disait
» M. Tenon, en 1786, trouvé des infirmières
» aussi secourables que nos religieuses, les
» sœurs de charité : c'est un témoignage qui
» leur est dû *et que leur rendent les étran-*
» *gers.*

» Aucun soin, ajoutait M. le duc de Lian-
» court, en 1790, en s'adressant à l'assemblée
» constituante, au nom de son comité de men-
» dicité, aucun soin auprès des malades ne
» peut remplacer les soins assidus, adroits et
» compatissans des femmes. Le nom de plu-
» sieurs associations religieuses demeurera à
» jamais consacré dans les fastes de l'humanité
» par les services qu'elle en a reçus. »

Que pourrais-je ajouter ici à des témoignages aussi honorables? Disons seulement
encore que tout en France et en Angleterre se
trouve, à cet égard, dans la même position
qu'en 1786 et 1790. La présence des sœurs dans
nos hôpitaux est un bienfait continuel pour les
malades, et la visite des établissemens anglais
ne peut que faire apprécier davantage la mesure
qui, après la cessation de nos troubles civils,
les a rendues à leurs touchans et pénibles travaux *.

* Comme M. Brétoñ, je rends hommage au zèle et
au dévouement des sœurs de la charité; mais, dans ce qui
précède, il n'a voulu parler, je pense, que des services
qu'elles rendent dans les hôpitaux ordinaires. Dans les
maisons destinées au traitement des aliénés, la présence
des sœurs et des religieux doit entraîner, à mon avis,
plus d'inconvéniens que d'avantages. Je reviendrai sur
ce sujet. (F.)

§ III.

SERVICE MÉDICAL.

Il serait facile de donner à cet article une
grande extension; car dans les hôpitaux toutes les
parties, presque sans exception, se rattachent
plus ou moins directement au service médical:
au surplus, je suivrai, pour les détails dans lesquels je vais entrer à ce sujet, l'ordre des questions qui, lors de mon départ pour l'Angleterre,
m'ont été remises par MM. les membres de la
Commission administrative.

Première question.

« Existe-t-il des hôpitaux spéciaux pour les vénériens,
» les galeux, les dartreux; pour les femmes en couche,
» les enfans, les fous? »

Les vénériens et les malades atteints d'affections cutanées sont ordinairement reçus dans
les hôpitaux généraux, où des salles particulières leur sont destinées; mais toutes les maladies vulgairement confondues sous le nom de
dartres sont traitées dans les salles communes.
Dans quelques villes cependant il existe des
établissemens séparés pour le traitement des

maladies vénériennes; mais ce sont des fondations particulières où les malades sont cachés
à tous les regards: rarement les étrangers ont
connaissance de ces asiles. C'est seulement à
Glascow que nous avons visité un de ces établissemens, qui était fort bien tenu et dirigé
avec beaucoup d'intelligence et de zèle par le
docteur Gibb. Le plus grand nombre des individus atteints de la maladie vénérienne reçoivent des conseils et des médicamens dans les
dispensaires de charité. Dans les grands hôpitaux de Londres, tels que Saint-Barthélemy et
l'hôpital Guy, les plus habiles médecins appor-
tent tous leurs soins à combattre les accidens
de la syphilis. Cette maladie nous a paru non
seulement plus fréquente, mais encore bien
plus grave en Angleterre qu'en France. Nous
attribuons cette circonstance au défaut absolu
de bains chez les gens du peuple, à la honte
qu'ils attachent à déclarer un mal qu'ils regar-
dent comme dégradant, et bien plus encore au
défaut de surveillance sur la santé des filles
publiques.

Dans les grandes villes, quelques établissemens sont destinés aux femmes en couche qui
ne peuvent se procurer par elles-mêmes les
soins que réclame leur position; mais l'on op-

pose à leur admission des difficultés qui en éloignent la plupart de ces infortunées, tellement que la crainte d'encourager la licence laisserait souvent les filles-mères sans secours, si la bienfaisance particulière et les dispensaires de charité ne leur prêtaient une utile assistance. La même pensée restreint beaucoup aussi les bienfaits que la généreuse humanité de notre administration accorde si libéralement aux orphelins, et repousse même tout projet de maisons consacrées exclusivement aux enfans abandonnés. L'opinion publique, en Angleterre, considère ces espèces d'établissemens comme une prime donnée à l'inconduite, à la débauche; comme un moyen offert à des mères dénaturées pour se soustraire aux devoirs les plus sacrés. Sans contester entièrement la force de ces motifs, il est impossible de ne pas considérer avec effroi les terribles conséquences d'un principe aussi absolu, et si l'on pouvait les connaître dans tous leurs détails, probablement l'humanité se trouverait bientôt d'accord avec la morale, pour donner la préférence au principe adopté en France, malgré les abus qu'il peut traîner à sa suite, ainsi que toutes les institutions humaines.

Les enfans malades trouvent dans quelques dispensaires des consultations qui leur sont spécialement destinées. Quelquefois ils y sont reçus, mais, dans les cas les plus généraux, ils sont placés dans les hôpitaux ordinaires, et confondus avec les autres malades.

Mais ce n'est pas le seul objet de cette nature qui nous ait paru susceptible de critique ; souvent même dans les plus grands hôpitaux les maladies internes et les maladies chirurgicales sont traitées dans des salles communes. Dès lors un blessé est exposé aux émanations insalubres que développent les maladies fébriles, ou bien à celles des garde-robes involontaires que les maladies graves déterminent parfois, tandis qu'il trouble, par ses plaintes ou par les cris que lui arrachent des pansemens fréquens, ou de légères opérations, le repos d'un malheureux qui a surtout besoin de calme et de tranquillité. Tout le monde sent assez les inconvéniens immenses de ce défaut de classement, qui sont d'ailleurs signalés par la plupart des médecins anglais eux-mêmes, mais l'habitude prévaut encore, et ceci a d'autant plus lieu de nous étonner que dans quelques villes de l'Angleterre, et surtout à Londres, des établissemens spéciaux sont destinés au traitement de certaines maladies en particulier. Nous ne saurions citer avec trop d'éloge celui dans lequel sont reçus les individus atteints des maladies des yeux. Les talens et la célébrité du docteur Lawrence, et de son successeur, le docteur Tirrel, ont rendu cet établissement des plus utiles, car, indépendamment des conseils et même des médicamens accordés gratuitement à un grand nombre de personnes peu fortunées, trente malades environ reçoivent à demeure, dans une infirmerie particulière, des soins admirablement appropriés à leur état. Ces malades, en général, sont ceux qui doivent subir des opérations graves; ils sont placés dans des chambres peu éclairées : leur régime est parfait, et rien n'a été oublié sous le rapport des précautions hygiéniques. Une maison de ce genre manque tout à fait parmi nous, et si elle était créée, son utilité serait d'autant mieux appréciée qu'elle pourrait devenir une école spéciale et fixer l'attention des médecins et du public, tandis qu'aujourd'hui le traitement des maladies des yeux est encore, par l'ignorance du peuple, abandonné, dans un grand nombre de cas, à quelques individus, *des deux sexes,* aussi déhontés que dépourvus de connaissances médicales, et qui la plupart

du temps n'ont pas même reçu l'autorisation
d'exercer l'art de guérir.

Deuxième question.

« Existe-t-il dans chaque hôpital un traitement ex-
» terne? »
« Par qui les malades sont-ils reçus? »
« Comment se font les visites? »

Dans chaque hôpital il existe une consulta-
tion en faveur des malades qui ne demandent
pas leur admission, ou qui ne pourraient être
reçus faute de place. Ces consultations sont
nombreuses et suivies par des gens qui tous ne
portent pas la livrée de la misère. Les consul-
tans sont généralement reçus avec bienveillance, traités avec égard, et ceux qui le désirent
reçoivent gratuitement dans la maison même
les médicamens qui viennent de leur être prescrits.

Les consultations ont lieu en même temps
que l'examen des personnes qui se présentent
pour être admises, et l'on a vu que cet examen
ne se fait pas tous les jours : aussi les admissions d'urgence sont-elles très fréquentes,
et elles sont décidées alors par le simple avis
du pharmacien attaché à l'établissement. Ce

pharmacien, en effet, est pourvu d'attributions fort diverses : toujours présent dans l'hôpital, il supplée par des visites régulières à celles trop éloignées des médecins, et, en leur absence, il ordonne des médicamens, modifie les prescriptions faites, et devient ainsi, par le fait, le personnage le plus important du service de santé. Cette prérogative accordée aux pharmaciens paraît aussi étrange que mal entendue. Quoiqu'en général ce soient des gens fort recommandables qui occupent cet emploi, et qu'avant de leur confier d'aussi importantes fonctions l'on exige de leur part quelques preuves de capacité en médecine, la confiance presque illimitée qui leur est accordée ne nous semble pas sans danger.

La visite régulière des malades ne précède pas, comme chez nous, les autres parties du service : c'est ordinairement à une heure après midi que nos confrères de la Tamise se rendent dans les hôpitaux pour remplir leur ministère et vaquer à leur enseignement. Presque tous font des leçons cliniques payées par les élèves au profit de qui elles ont lieu. Cette rétribution, qui est le seul avantage pécuniaire attaché à ces places, est fort considérable pour les hommes dont le talent attire de nombreux auditeurs. Elle s'élève communément de 6 à 800 guinées; pour quelques uns elle va jusqu'à 1200, et, non seulement, elle devient alors un juste encouragement à leurs travaux, mais encore elle tourne au profit de la société et de la science, en laissant aux hommes studieux la possibilité de vivre dans la retraite, de former de nombreux élèves et de multiplier ainsi leurs lumières et leurs secours. Les établissemens charitables se trouvent ainsi dispensés de leur assigner des appointemens en leur conférant le privilége de l'enseignement public.

Ces dispositions, toutefois, présentent de graves inconvéniens: elles placent en quelque sorte les maîtres et les administrateurs dans la dépendance des élèves. Si quelque médecin, si quelques directeurs éclairés projettent des innovations utiles; s'ils pensent, par exemple, qu'il serait dans l'intérêt des malades que les visites et les leçons se fissent de meilleure heure, leurs premiers essais rendent une école déserte; et la paresse des élèves qui, fidèles aux habitudes nationales, aiment à prolonger dans la matinée le repos de la nuit, finit par triompher de tous les efforts, et l'emporte sur l'intérêt bien entendu des malades et de l'enseignement.

Quoi qu'il en soit, il résulte de cet état de choses que les médecins des hôpitaux, devant tout attendre de leurs talens, de la confiance et de l'estime qu'ils inspirent aux élèves, cherchent nécessairement à fixer l'attention publique; aussi ces places, qui ne peuvent devenir des sinécures pour la médiocrité, sont-elles généralement occupées par des hommes à qui l'âge et le savoir permettent de les remplir dignement. Mais, en considérant la question sous un autre point de vue, cet impôt levé sur les élèves, impôt qui, dit-on, s'élève, pour chacun d'eux, à 50 guinées et plus par an, doit certainement éloigner des sources de l'instruction les jeunes gens peu fortunés, et priver ainsi des études médicales des hommes dont les talens naturels eussent été encore stimulés par le besoin. En effet, et il faut le dire autant dans l'intérêt de la vérité que pour l'honneur des médecins célèbres de notre époque, parmi nous, les grands maîtres, les hommes qui ont fait faire des pas à la science ont senti la nécessité du travail pour pourvoir à leur propre existence, et leurs talens peut-être auraient été perdus pour la société chez nos voisins, car le défaut de fortune leur eût interdit dès leur début tout moyen d'instruction.

Gardons-nous, cependant, de juger trop sé-
vèrement la conduite des médecins et des pro-
fesseurs anglais, et de les accuser de sacrifier
à leurs intérêts personnels ceux de la science
et des malades qui leur sont confiés. Il est certain qu'en Angleterre, et nous nous en sommes
assurés par des témoignages les plus dignes de
confiance, l'instruction médicale gratuite est
repoussée par l'usage et les préventions du public. Plusieurs médecins distingués, parmi lesquels je ne puis résister au désir de citer mon
honorable ami, le docteur Hodgkin, ont tenté,
de leur propre mouvement, l'essai de cours
gratuits, mais ils n'ont pas tardé à se décourager
par l'abandon absolu de leurs leçons. D'autre
part, les directeurs de quelques établissemens
ont assigné aux médecins des traitemens pour
ouvrir des cours de clinique sans rétribution,
mais ces professorats sont restés de véritables
sinécures, faute d'élèves. Comment expliquer
cette répugnance de la part des Anglais à profiter des avantages auxquels on attache tant de
prix parmi nous? D'où peut provenir cette
différence entre deux peuples voisins? L'examen de cette question, difficile à résoudre,
nous entraînerait bien loin de notre sujet; tout
ce que nous pouvons en dire, c'est que, sous ce

point de vue, du moins, la comparaison n'est pas, moralement, à l'avantage de celui des deux peuples qui semble le plus disposé à n'apprécier les hommes qu'en raison des faveurs de la fortune, et les choses qu'à raison de leur prix.

Troisième question.

« Comment sont préparés et donnés les médicamens ? «
« Quel est le régime ? »
« Comment est-il dicté ? »

En parlant des pharmaciens, nous avons tout à l'heure blâmé l'importance médicale qu'on leur accorde; mais maintenant, nous ne saurions donner trop d'éloges à la manière dont ils font le service auquel ils devraient se borner. La plupart d'entre eux sont des hommes de beaucoup de savoir, fort versés dans les sciences naturelles, et grands amateurs de collections. Dans les hôpitaux anglais, la pharmacie est une des plus belles pièces de la maison. Les magasins sont vastes, les laboratoires sont dans une activité constante et pourvus d'une quantité de médicamens qui a excité notre étonnement. En effet, que de potions, de pilules, d'électuaires et de drogues de toute espèce! J'ignore à combien s'élève la dépense en médicamens pour chaque malade; je ne crains pas d'affirmer toutefois qu'elle doit être, terme moyen, le double de celle de nos hôpitaux : mais cette profusion, cette espèce de luxe tournent-ils d'une manière bien constante à l'avantage des malades? Ceci est une question toute médicale; c'est entre nous seulement, gens du métier, qu'elle doit être débattue. Au surplus, si les pharmacies des hôpitaux de Londres l'emportent sur les nôtres par la quantité des approvisionnemens, on ne peut pas dire qu'elles aient une supériorité réelle sous le rapport des préparations; je crois donc rendre justice aux unes et aux autres en les mettant à cet égard sur le pied de l'égalité. Du reste, quoique les pharmacies anglaises soient généralement bien tenues, l'ordre et la propreté n'y sont pas toujours bien observés, et nous avons remarqué avec peine, dans celle de l'un des hôpitaux les plus considérables de Londres (Saint-Barthélemy), plutôt de l'encombrement que de l'abondance. Ajoutons que, du côté de l'économie et de la surveillance, la concentration des achats et de la manipulation dans une pharmacie centrale, à Paris, procure à l'administration des hospices de cette ville un avantage auquel

les établissemens de Londres ne peuvent prétendre dans leur isolement.

Le pharmacien en chef préside à la confection de tous les médicamens composés, et les
élèves en pharmacie font les distributions;
ce ne sont point eux, toutefois, qui suivent les
visites : les prescriptions sont écrites par un
élève en médecine, ce qui peut avoir plus d'un
inconvénient.

Le régime alimentaire est généralement fort
bon. La cuisine est d'une propreté extrême; le
pain, quoique compacte, lourd et mal cuit, est
de la même qualité que celui qui est servi, pour
l'ordinaire, sur les meilleures tables; la viande
est excellente et préparée avec le plus grand
soin; les légumes sont de bonne qualité; la
pomme de terre, cet aliment que l'on pourrait
appeler national en Angleterre, est choisie et
cuite avec précaution. C'est ordinairement à
la vapeur que la coction s'en opère. La seule
boisson en usage est la bière; elle nous a paru
en général d'assez médiocre qualité. Dans la
plupart des hôpitaux, et surtout dans les asiles
d'aliénés, elle est fabriquée par les employés de
la maison ou par les malades qui l'habitent.

Le mode de distribution des alimens nous
a paru fort irrégulier; presque partout ils se

délivrent sans cahier; les diètes exceptées, l'alimentation est presque livrée à la volonté des surveillans. Aussi les accidens les plus fâcheux sont-ils fréquemment la suite de cette négligence, qu'on ne saurait trop blâmer.

Je consigne ici les observations que nous avons faites en 1826; mais il paraîtrait, d'après les nouveaux renseignemens qui nous sont parvenus d'Angleterre, que cette dernière partie du service des hôpitaux a reçu des améliorations depuis cette époque.

Études médicales dans les hôpitaux. — Devoirs des médecins.

Les études médicales nous ont paru plus littéraires et moins pratiques en Angleterre qu'en France; chez nous, et à Paris surtout, l'observation des faits est plus générale. Dans nos hôpitaux, presque tous les élèves prennent séparément des notes sur les malades qu'il leur est permis d'observer; et, dans le service de tous les médecins qui cultivent la science et propagent l'instruction, l'histoire de chaque maladie est fort scrupuleusement recueillie. La même marche est suivie dans les salles de l'un des hôpitaux d'Édimbourg; les leçons de médecine

clinique de cette université justement célèbre
sont faites dans les salles par le docteur Alison ;
mais dans plus de quarante hôpitaux que nous
avons visités en Angleterre, nous n'avons
trouvé nulle part un cahier général d'observations, ou des notes exactes prises par les élèves.
Dans la foule qui suit les visites ou les leçons,
nous n'avons remarqué qu'un très petit nombre de jeunes gens écrivant pour leur compte
et cherchant à observer par leurs yeux. Les
livres ou journaux placés dans chaque salle ne
contenaient presque partout que la longue
énumération des médicamens prescrits ; et si
quelques observations sur la nature ou la marche d'une maladie s'y rencontraient, ces observations, recueillies sans méthode, sans plan
raisonné, pouvaient à peine fixer l'attention,
et dès lors ne présentaient aucun intérét scientifique.

De pareilles négligences ne tarderont pas
sans doute à disparaître, si déjà l'amour du savoir et la louable émulation qui existent entre
nos deux nations ne les ont fait cesser.

Les médecins, en Angleterre, sont extrêmement considérés, et ils passent pour très éclairés
au milieu d'une population fort instruite. Quelques disparates, quelques contradictions peu-

vent être signalées entre leurs lumières et leur
manière de procéder; mais pensons que le pays
entier, ses mœurs et ses institutions, offrent de
semblables contradictious sous tous les rapports, et que ce peuple, qui a fait de si grands
progrès en civilisation, et qui réclame, à juste
titre, l'un des premiers rangs parmi les nations
civilisées, en est encore (tant les préjugés ont
d'empire) à refuser à nos confrères le seul
guide certain en médecine : le flambeau de
l'anatomie.

L'examen d'un cadavre est pour tous, en Angleterre, un objet d'effroi. Les Anglais viennent
avec les plus vives instances réclamer dans les
hôpitaux le corps de leur parent ou de leur
ami défunt, avant qu'il ait pu être livré aux
dissections; et lorsqu'ils éprouvent quelque op-
position pour l'obtenir, ils se livrent à des vociférations, à des menaces, et même ils se portent quelquefois à des voies de fait.

Cet obstacle me paraît la principale entrave
aux progrès de la médecine chez nos voisins.
Ne tirons donc point trop vanité des travaux qui
depuis trente ans ont illustré notre école. Nous
devons nos succès, nous devons le concours des
étrangers que notre enseignement médical attire, aux progrès généraux des lumières dans

notre pays; nous les devons aux institutions nouvelles que nous nous sommes données : elles ont facilité nos travaux en détruisant parmi nous une foule de préjugés nuisibles au développement de l'esprit humain. A Paris, nous les devons encore à la sollicitude puissante du Conseil général des hospices, et aux encouragemens qu'il a donnés à l'enseignement clinique. Cet enseignement, vous devez en être convaincus, Messieurs, est la base de toute instruction pratique en médecine; à lui seul il pourrait placer sur la même ligne l'enseignement des hôpitaux et celui des facultés. En lui donnant donc dans les hôpitaux tout le développement dont il est susceptible, vous rendrez service à la science et à l'humanité. Et ne croyez point qu'il soit à charge aux malades qui servent de texte aux leçons; ces malades ne craignent pas que l'on s'occupe d'eux; ils savent, au contraire, que cette investigation publique et attentive apprend à connaître plus exactement leurs maladies et, par conséquent, à les mieux traiter.

D'ailleurs, en multipliant les cliniques, autant qu'il sera possible de le faire, non seulement vous contribuerez à former un plus grand nombre d'habiles praticiens, mais encore les

élèves, trouvant dans tous les hôpitaux et même
dans toutes les salles à profiter de ce genre
d'instruction, ne se porteront plus en foulé
auprès d'un seul professeur, et ne troubleront
plus, par leur affluence trop nombreuse, le
repos que vous voulez conserver aux malheureux qui cherchent un refuge dans nos hôpitaux.

Heureusement ces vices d'institution que nous
remarquons de l'autre côté du détroit, quoiqu'ils entravent l'étude de la science, n'empêchent pas tout perfectionnement, car les
médecins placés à la tête des hôpitaux cherchent à surmonter les obstacles par la cons-
tance ; ils redoublent de zèle et de soins pour
suppléer aux facilités et aux encouragemens
qui leur manquent. Dans tous les lieux où
l'instruction est cultivée, des collections aussi
utiles que curieuses commandent l'admiration.
L'anatomie est proscrite, mais des pièces habilement préparées en tiennent lieu et frappent
partout les regards. Chez nous, au contraire, il
n'existe de collections anatomiques dignes d'at-
tirer l'attention des savans qu'à l'École de médecine et à l'hospice de la Pitié. Cette dernière
collection, formée par les soins de M. Serres, est
remarquable pour le système osseux ; mais les
préparations relatives à d'autres organes n'ayant

pas été convenablement entretenues; l'alcool,
dans lequel elles étaient plongées, n'ayant pas été
suffisamment renouvelé, elles ne se sont point
conservées. Dans les hôpitaux les plus considérables et les plus riches en objets de ce genre,
l'on chercherait en vain un local destiné aux
collections; un seul a été créé pour Paris,
et c'est à l'Hôtel-Dieu qu'il a été établi. Des armoires encore vides prouvent que nos confrères ont senti l'utilité de former un musée
anatomico-pathologique dans cet hôpital ; elles
prouvent aussi que l'administration a répondu
avec empressement à leurs vœux, mais que le
temps, et peut-être une seule et même volonté,
ont manqué à la réalisation de cette heureuse
pensée. Il existe, à l'hôpital de la Maternité,
un assez bel assortiment de bassins viciés; mais
l'entrée de cette maison étant interdite aux
hommes, cette collection intéressante n'est
profitable qu'à l'instruction des sages-femmes.
Quant à nous personnellement, faute de localité, il nous a été impossible jusqu'à présent de
mettre en ordre et de placer convenablement
les crânes de certains aliénés morts depuis
quelques années, et offrant des singularités de
conformation assez remarquables. Chaque hôpital devrait avoir son musée anatomique, et

chaque médecin devrait pouvoir montrer avec orgueil les trésors scientifiques acquis par ses recherches; la science y gagnerait, et ces collections particulières apporteraient une nouvelle preuve d'une vérité dont on ne paraît pas assez pénétré en France, c'est que la patience et l'ordre peuvent aussi produire de grands résultats, et que, sans leur secours, les autres travaux de l'intelligence restent trop souvent imparfaits.

La belle collection de J. Hunter, qui enrichit les cabinets de l'école de chirurgie à Londres, est encore pour nous aujourd'hui un objet de honte et d'envie. Le grand anatomiste semble avoir deviné, dans ses admirables préparations, une partie des travaux de Cuvier, et de Bichat en anatomie comparée et en anatomie générale. Il ne les a pas coordonnés, systématisés, cependant, de manière à ôter aux deux savans dont la France s'honore le mérite de la priorité. Il est positif, d'ailleurs, que Bichat, lorsqu'il a composé ses ouvrages, ne connaissait pas les préparations de Hunter, et cela se conçoit, tant les communications entre les deux pays étaient rares à cette époque.

Ce serait rendre hommage à ces hommes de génie et répandre l'instruction que de rassembler dans un même ouvrage les textes de Bichat ou de Cuvier, et des planches coloriées représentant les préparations de Hunter. Je ne puis oublier le plaisir et la surprise que m'a fait éprouver la vue de cette belle collection. Le docteur Lawrence avait bien voulu, il est vrai, me faire admirer lui-même, et dans tous leurs détails, les chefs-d'œuvre de son illustre compatriote.

William Hunter, frère du précédent, s'était livré aussi avec succès aux préparations anatomiques. Sa collection, placée dans un musée à Glascow, est également digne d'intérêt; mais là elle n'est pas utile à la science, n'étant visitée que par des curieux. L'attention des médecins, en effet, ne peut guère être fixée par des préparations anatomiques dans un local où l'on montre concurremment de fort beaux tableaux, tels que le portrait de W. Hunter par Reynolds, et des curiosités de toutes les espèces. Je me souviens d'avoir vu dans les armoires de ce musée une plaque en cuivre représentant un aigle, et rapportée, comme un trophée, du champ de bataille de Waterloo. A Édimbourg, nous avions déjà trouvé d'autres souvenirs de la France, et ceux-ci du moins ne rappelaient pas d'affligeans et désastreux combats, mais bien cette émulation louable qui

existe entre les deux peuples, et qui les porte à
cultiver à l'envi les sciences profitables à l'humanité. Le docteur Tomson, dont les travaux
scientifiques sont connus de toute l'Europe, a
bien voulu me montrer en détail une collection
d'anatomie pathologique, créée en grande partie par ses soins, et dont la plupart des matériaux, apportés en Écosse par le docteur Cul-
len, provenaient des recherches anatomiques
auxquelles nous nous sommes livrés avec lui
et M. Carswel, dans les hôpitaux de Paris. Ces
échantillons, comme ces savans les nomment,
avec modestie, sont décrits, analysés et conservés avec un soin, une précision et un ordre
admirables.

Pour terminer ce chapitre relatif au service
médical des hôpitaux en général, je mentionne-
rai un point de ce service dans lequel notre régime administratif est fort supérieur à celui des
hôpitaux anglais : c'est de l'institution des concours publics pour l'admission des élèves internes que je veux parler. Le zèle et l'émulation
que cette institution développe est une source
immense d'instruction : elle donne à nos services, sous ce rapport, une supériorité généralement reconnue. Je n'en citerai pour preuve
que les travaux publiés par les élèves internes

des hôpitaux de Paris depuis quelques années. La libéralité du réglement qui permet aux élèves étrangers de devenir internes dans nos hôpitaux, et l'équité avec laquelle ce réglement s'exécute, sont également citées avec éloges par tous les médecins anglais. Pourquoi un peuple qui sait apprécier tout ce qui est bien hésite-t-il à adopter des coutumes aussi libérales? Il y a pourtant encore quelque mérite à imiter ce qui est utile et généreux.

Mon honorable confrère, M. Roux, dans le compte rendu de son voyage en Angleterre (1814), s'est avant nous livré à des réflexions à peu près semblables sur le service médical des hôpitaux anglais. Loin de vouloir lui disputer le mérite de l'initiative, nous sommes heureux d'avoir à nous appuyer de son autorité pour donner du poids aux éloges et aux critiques que nous venons de vous soumettre. Comme lui aussi, nous ne saurions trop nous louer de l'accueil qui nous a été fait en Angleterre. Partout vos envoyés ont été reçus avec la plus bienveillante et, j'ose le dire, avec la plus cordiale hospitalité. Notre intention n'est pas de donner aux procédés obligeans dont nous avons été l'objet une publicité qui, parfois, blesse la délicatesse; mais nous ne pouvons résister au désir de vous nommer quelques uns des hommes distingués dont les lumières nous ont été profitables, et dont les soins ont rendu notre mission facile et douce; peut-être un jour trouverez-vous, messieurs, quelque occasion de leur être utiles, et d'acquitter la dette que nous avons contractée en votre nom : à Londres, MM. Lawrence, Wardrop, Burrows, Earle, Benjamin Travers, Sommerville, Granville, Bertin, et surtout les frères Hodgkin, nous ont comblés d'égards et de politesses; à York, le docteur Belcombe; à Édimbourg, les docteurs Tomson père et fils; à Glascow, les docteurs Balmano et Cumin, M. Hamilton; à Manchester, les docteurs Wardrington et Mikel; à Liverpool, le consul de France, M. Engrand, et le docteur Traill; à Stafford, le docteur Night; à Birmingham, le docteur Hodgson (auteur d'un ouvrage très remarquable sur les maladies des artères et des veines); à Oxford, qui a été le terme de notre voyage, les directeurs des divers colléges, le professeur d'anatomie, le médecin dirigeant la maison des aliénés n'ont pas eu à notre égard des procédés moins honorables. Enfin le docteur Tompson, que nous avons rencontré à Londres, qui avait fait une partie de ses études médicales en France, et qui est maintenant fixé à Sarsfield, comme pour mettre le comble à une bienveillance aussi active, a sacrifié le temps de ses vacances pour nous servir d'appui et d'interprète dans toutes les villes que nous avons visitées. Cette énumération, toutefois, messieurs, resterait incomplète si nous ne vous citions encore avec reconnaissance trois hommes que la mort a moissonnés depuis quelques années. M. Séguier, consul général de France à Londres, en nous traçant un itinéraire, nous avait, à l'aide de ses vastes connaissances, aplani d'avance une foule de difficultés; le docteur Duncan jeune, d'Édimbourg, a puissamment contribué à nous faire visiter avec fruit cette ville célèbre et sa docte université; à Birmingham, le docteur de Lys, fils d'un réfugié français, avait su, par les qualités les plus aimables et une grande instruction, se faire pardonner son titre d'étranger et acquérir la confiance de la cité : il nous a reçus comme des frères, et, pendant notre séjour, il n'a cessé d'employer le crédit dont il jouissait, et les ressources d'un esprit plein de pénétration et de rectitude, à nous faire observer, sous tous les points de vue, un pays qui ne saurait lasser la curiosité.

DEUXIÈME PARTIE.

Iʳᵉ SECTION.

MAISONS D'ALIÉNÉS EN ANGLETERRE.

Chez les Anglais, où l'ordre et le bien-faire ont été appliqués à toutes les choses de la vie, mais où cependant les préjugés et les préventions superstitieuses ont encore de si profondes racines, le sort des aliénés a éprouvé des vicissitudes qu'il nous semble convenable de faire connaître ici. Je ne craindrai pas d'entrer dans quelques détails historiques sur cet objet, car dans leur exposé nous trouverons peut-être quelques idées utiles, et ils nous serviront à montrer la voie du progrès qu'il a fallu suivre pour arriver à l'état de choses actuel. Ces renseignemens étant d'ailleurs relatifs en partie à la médecine légale concernant les aliénés, ils auront un intérêt d'autant plus grand que, dans ce moment, cette branche de la législation civile est, dans notre pays, l'objet des méditations de quelques amis de l'humanité.

Les plus anciens statuts concernant les idiots

et les lunatiques, en général, investissaient le roi de l'administration de leurs biens et de leurs personnes; mais cette prérogative de l'autorité royale étant passée au chancelier, elle tomba insensiblement en désuétude, et par suite les aliénés furent abandonnés à la protection de leurs parens, de leurs amis, ou des inspecteurs des pauvres.

L'acte du parlement publié sous le règne de Georges II, chapitre 20, porte qu'il sera permis aux juges de paix de faire surveiller et renfermer en lieu de sûreté les fous qui troubleront la tranquillité publique. D'après cette loi, plusieurs personnes furent envoyées dans des maisons de correction en diverses parties du royaume, où leur séjour était continuellement un objet de plaintes; car la loi ne prévoyait pas les moyens de subvenir à la dépense qu'occasionaient la réclusion et le traitement de ces aliénés lorsqu'ils étaient privés de toute ressource.

Ce n'est qu'en 1807, que Georges III, dont la sollicitude, on pourrait dire sympathique, pour les aliénés s'était manifestée dès son avénement au trône, donna, dans la quarante-septième année de son règne, la charte qui érige en corporation les souscripteurs de l'asile des aliénés d'Édimbourg. Les mémoires de ce temps, et la teneur même de cette charte, prouvent que la mesure était commandée par une impérieuse nécessité.

En 1813, le docteur Tuck publia une description de la maison de refuge fondée près York, pour les aliénés de la Société des amis. Cet ouvrage, trèsrecommandable d'ailleurs sous beaucoup de rapports, renferme des détails intéressans sur le traitement moral des aliénés, traitement qui se compose en ce lieu de soins assidus, de beaucoup de douceur, et d'une grande justice dans les rapports journaliers. Je reviendrai tout à l'heure sur cet établissement, qui mérite une mention toute particulière.

A cette même époque, un comité pris dans la chambre des communes fut chargé de recueillir tous les documens susceptibles d'éclairer la question, et surtout de faire connaître tous les vices alors existans. Entre autres faits remarquables cités dans l'enquête, nous avons remarqué les suivans :

« Dans le comté d'York, on plaçait la nuit
» les aliénés dans des cachots étroits et malsains
» remplis d'urine et d'excrémens mêlés à un
» paille pourrie, qui exhalait une odeur telle
» ment fétide qu'elle provoquait les vomisse

» mens des visiteurs. Les chaînes et les fusti-
» gations étaient mises en usage pour les deux
» sexes, et tel était le désordre de ces maisons,
» que des femmes devinrent mères soit du fait
» des gardiens, soit de celui des fous qui étaient
» reçus dans la même maison. La partie admi-
» nistrative était si mal tenue, que 144 indivi-
» dus moururent sans que le fait eût été con-
» staté. »

Frappée de tous ces vices, la commission
d'enquête voulut s'immiscer dans les plus petits détails; mais tout à coup la maison est livrée aux flammes, et plusieurs aliénés dispa-
raissent sans qu'on ait jamais pu découvrir ce
qu'ils sont devenus.

En 1826, le parlement ordonna des investi-
gations extrêmement sévères sur les établissemens d'aliénés, et principalement dans le Middlessex. L'enquête fut imprimée en 1827, et les
faits parurent d'une telle gravité, que, dès
l'année suivante, deux bills furent adoptés par
le parlement, l'un relatif aux établissemens publics d'aliénés pauvres ou criminels, l'autre
concernant les maisons sous la direction et au
compte des particuliers.

Le premier de ces bills prescrit l'établissement d'une maison d'aliénés pauvres dans cha-

que comté, et pourvoit à leur érection, à leur direction et à leur surveillance.

La nation anglaise n'est point restée sourde à l'appel fait par le gouvernement à son patriotisme et à sa charité. L'esprit d'association, qui, bien compris et dirigé vers des objets utiles, devient la source de tous les genres de prospérité, s'est porté vers les maisons d'aliénés. Dans presque toutes les villes un peu importantes, des souscriptions ont procuré à ces infortunés des asiles où ils reçoivent le traitement et les soins que leur état réclame. Il est probable que, sous peu de temps, tous les comtés seront en jouissance de l'établissement qui leur a été promis. Quel bienfait pour la France, si une pareille mesure pouvait soustraire les aliénés de nos départemens à la brutalité ou à la risée publique, sans être exposés aux horreurs des cachots, et s'ils trouvaient dans des retraites convenables les secours que réclame leur malheur!

Plusieurs causes néanmoins s'opposent encore et s'opposeront long-temps en Angleterre au perfectionnement des asiles destinés aux aliénés. La première et la plus importante peut-être, c'est qu'une seule idée paraît avoir présidé à leur construction ; il semble qu'on ait ét' uniquement préoccupé du sentiment d'effro' qu'inspirent ces infortunés. Aussi les retraites qui leur sont destinées semblent-elles indiquer par leur aspect moins le but de guérir la folie, que celui de cacher les fous à tous les yeux, et de garantir la société et les malades eux-mêmes des écarts de leur délire. De là vient qu'un grand nombre des établissemens de ce genre, même parmi les plus récemment créés, ont eu des prisons pour modèles.

Une enceinte peu étendue et dont la clôture solide annonce de soupçonneuses précautions ; des bâtimens élevés de plusieurs étages, et qui, occupant la majeure partie de cette enceinte, laissent peu d'espace pour des promenoirs étroits et *découverts ;* tel est le séjour que l'on réserve à des individus dont il faudrait tâcher de calmer l'exaltation en offrant à leurs yeux des objets agréables, et en dissimulant leur captivité.

Ce que je viens de dire des constructions est, sous quelques rapports, applicable au régime intérieur. Dans le plus grand nombre des maisons que nous avons visitées, les anneaux et les chaînes figuraient encore parmi les moyens de répression. Il est vrai que les chaînes sont disposées de manière à ne pas offusquer les regards, et qu'elles sont ingénieusement cachées sous une

apparence de recherche et même de luxe. Je me
contenterai de citer des menottes de fer que
l'on ne soupçonnerait pas sous le manchon de
velours qui les recouvre.

Pour un genre de maladie qui exige surtout
le régime des bains, à peine trouve-t-on dans
ces établissemens quelques baignoires, et nulle
part l'organisation de ce service n'a reçu le développement qui pourrait satisfaire à tous les
besoins.

Comment d'ailleurs, dans des localités aussi
restreintes, prétendre classer les malades suivant l'intensité ou la nature de leur délire,
surtout lorsqu'il existe à peine des moyens
suffisans pour séparer les deux sexes admis
dans une même maison ? Comment introduire
un ordre parfait dans un établissement où
la position des malades n'est pas égale, dans
lequel les pauvres entretenus par la charité des paroisses, placés auprès d'hommes
payant une pension assez forte, sont témoins
des préférences accordées à ces derniers ? Que
l'on juge de l'impression produite sur l'indi-
gent par une injustice apparente dont il lui
est impossible d'apprécier ou d'admettre les
motifs.

N'oublions pas de dire que c'est dans ces

sortes d'établissemens surtout que se fait sentir le besoin d'une volonté unique, d'une direction ferme et constante; et néanmoins l'autorité des médecins, leur zèle même, se trouvent
souvent contrariés par les surveillans ou par
les directeurs, quelquefois même comprimés
et entravés par des souscripteurs ou fondateurs
dont les lumières sont loin d'égaler la charité.

Ce n'est pas tout : l'usage et les réglemens
fixent un temps limité de séjour pour les aliénés dans la plus grande partie des maisons
de traitement; passé le délai déterminé, ils
sont considérés comme incurables et relé-
gués dans d'autres maisons où, sans s'occuper des modifications que leur état pourrait
éprouver, on se borne à leur procurer les
moyens de subvenir à leur subsistance. Ainsi
les médecins se trouvent arrêtés dans les
soins qu'ils prodiguent aux malades; leurs observations se trouvent interrompues; ils ne
peuvent suivre les progrès des altérations du
système nerveux sur les aliénés présumés incurables; il leur est interdit d'étudier les retours favorables que la nature peut opérer sur
eux; enfin ce n'est que très rarement et en
grand secret qu'ils peuvent se livrer à quelques recherches d'anatomie pathologique.

Voilà les plaintes que j'ai entendues plus d'une fois de la bouche de mes confrères chargés de la direction médicale des maisons de traitement pour les aliénés en Angleterre. Ceux d'entre eux qui étaient instruits de l'état actuel de quelques uns de nos établissemens et de la manière dont ils sont dirigés ne craignaient pas d'indiquer tout ce qui leur manquait et ne se dissimulaient pas la difficulté de remédier à des vices qui tiennent en grande partie à la nature des constructions nouvelles, et à des distributions mal combinées, sur lesquelles leur expérience n'a pas été consultée. Dans l'impossibilité de combattre des inconvéniens trop réels, ils s'efforcent, en général, d'adoucir le sort des malades qui leur sont confiés par les soins les plus bienveillans et les mieux entendus. Et si, d'autre part, la philanthropie s'est trompée dans une partie des moyens qu'elle a employés, on reconnaît les bienfaits de son activité et de son zèle dans la bonté du régime alimentaire, dans les moyens de travail fournis aux aliénés par l'ouverture d'ateliers, enfin dans une propreté qui s'étend jusqu'aux plus petits détails.

Bethlem.

Dès l'année 1547, le prieuré de Bethlem avait été donné par Henri VIII, au lit de mort, à la cité de Londres, et quelques années après on le destina au traitement des *lunatiques*. En 1675, cette maison, qui tombait en ruines, fut relevée par le lord-maire : le conseil de Londres et de nombreux souscripteurs réunirent leurs efforts, et une somme de 17,000 livres sterling fut consacrée à la reconstruction de ce bâtiment qui, par une forfanterie nationale, dans un temps où les deux nations étaient en rivalité, fut bâti sur le modèle du château des Tuileries. Le faste régnait au dehors, la misère au dedans. La vanité fut un moment satisfaite aux dépens de l'humanité souffrante, car, sous le rapport du traitement médical, les malades étaient l'objet du plus grand abandon; leur nudité était vraiment dégoûtante; les chaînes étaient employées avec prodigalité, non seulement pour les hommes, mais encore pour les femmes. Cette somptueuse construction manquait apparemment de solidité, car l'hôpital de Bethlem fut reconstruit une deuxième fois; mais on a peine à comprendre comment, pour élever un édifice si vaste, on a pu choisir un emplacement qui par

lui-même était déjà un obstacle à ce que l'établissement reçût les développemens et les divisions nécessaires. Si, du reste, il était possible
de racheter les vices de la construction par la
propreté et les soins, l'on ne pourrait faire aucun reproche au nouveau Bethlem. Le chauffage à la vapeur y est mis en usage d'une manière aussi ingénieuse que profitable.

Cet hôpital contient deux cent quatorze lits
destinés aux malades encore susceptibles d'être
mis en traitement. Quelques divisions ont été
faites avec succès : les aliénés qui par la nature
de leur maladie sont sujets à *gâter* ne sont
plus confondus avec les autres, et les convalescens occupent un quartier séparé. Un pa-
villon à part, contenant soixante lits, est destiné aux *aliénés condamnés,* c'est à dire aux individus qui, reconnus coupables matérielle-
ment d'un crime capital, sont néanmoins ab-
sous comme l'ayant commis dans un état de
démence ; ils sont, en vertu de l'article 40 de
l'acte du parlement publié sous le règne de
Georges III, remis à l'administration pour passer leurs jours en état de détention.

Je reviendrai sur ce sujet en parlant des
établissemens français.

Le service médical de Bethlem était, en 1826,

je dois l'avouer, en infériorité avec les autres
services de cette maison, et avec le service médical de nos hospices d'aliénés à Paris. Nos confrères ne faisaient point à leurs malades des visites
assez fréquentes, et, quoiqu'ils leur accordas-
sent des soins compatissans, ils ne m'ont point
paru animés d'une philanthropie assez active.
Ils semblaient recevoir l'impulsion plutôt que
la donner. Peut-être, à l'époque où nous avons
visité Bethlem, les médecins de cette maison
étaient-ils découragés par l'insuccès de quelques recherches, et par les difficultés qu'ils
rencontraient lorsqu'ils voulaient en tenter de
nouvelles. C'est vers ce temps que le docteur
Lawrence, chirurgien de Bethlem, fut suspendu
de ses fonctions pour avoir publié un ouvrage
contenant des vues qu'une aveugle prévention
avait fait considérer comme anti-religieuses.
Depuis lors, je l'espère, nos confrères auront
retrouvé l'espoir de faire sur l'aliénation mentale, et sur les moyens de la guérir, quelques
découvertes utiles à la science et à l'humanité.

Saint-Luke.

Dès l'année 1751, l'hôpital de Bethlem ne
pouvant plus recevoir tous les aliénés qui s'y

présentaient, on fonda celui de Saint-Luke, à l'aide de souscriptions volontaires. Le bâtiment, composé d'un rez-de-chaussée, de deux étages et de mansardes, est vaste, mais mal distribué ; son aspect est tout à fait celui d'une prison. Les croisées qui donnent sur la rue ne sont que des lucarnes placées au fond de la partie la plus élevée de chaque cellule, de telle sorte que le malade n'a aucune espèce de vue. Les loges sont bien tenues, et, malgré les mauvaises dispositions intérieures de l'édifice, elles ne sont pas trop resserrées : elles ont environ huit pieds sur dix ; chaque rang de loges en contient quarante. Une galerie de dix pieds de large sert de promenoir couvert ; les croisées en sont assez grandes et assez basses pour donner passage à l'air, et offrir une vue passable, quoique restreinte et peu variée. La plupart des grilles sont fortement construites en bois ; un châssis vitré intérieur est garanti par un grillage en fil de fer. A l'extrémité de chaque rang de loges on trouve un chauffoir qui peut contenir cent ou cent vingt personnes environ. Ces pièces, un peu mieux aérées que les loges, sont fort propres et ne répandent aucune odeur, chose bien remarquable avec si peu de ventilation.

Il n'existe pas d'infirmerie à Saint-Luke, et

les individus atteints de maladies accidentelles
sont soignés dans leurs loges, ou envoyés dans
un autre hôpital. Toutefois, quand un malade a
besoin d'être baigné, on porte une baignoire
dans sa loge, et le bain froid tient lieu de tout,
encore s'en montre-t-on assez avare. Les latrines, sans être isolées, ne donnent pas d'odeur;
elles sont fort propres, et une machine mise en
mouvement par la rotation de la porte y amène de
l'eau en abondance. A chaque étage une grande
quantité d'eau est mise à la portée des aliénés auxquels on laisse la faculté d'en user à
volonté. Cette facilité de disposer d'une certaine masse d'eau dans l'intérieur n'est pas sans
inconvénient pour la propreté et pour l'entretien des bâtimens. Quoique le promenoir soit
peu étendu, il eût paru préférable d'y réunir
une partie de ces eaux, et de n'en accorder la
jouissance aux malades que dans cet endroit
extérieur. Le promenoir, entouré d'un mur de
douze pieds de hauteur, consiste en une cour
irrégulière au milieu de laquelle s'élève un pa-
villon supporté par des colonnes en bois et
garni intérieurement de bancs circulaires : c'est
le seul refuge contre le soleil et les intempéries
des saisons. Les malades, les femmes particulièrement, aident au service intérieur; ces der-

nières lavent les loges avec un soin tout particulier. Chaque loge est garnie d'un lit en
forme d'auge, composé de deux matelas, de
trois couvertures et de draps qui paraissent ne
pas être fréquemment renouvelés.

L'hôpital, construit pour recevoir trois cents
aliénés, en 1826, n'en contenait que deux
cent cinquante, dont cent trente femmes et
cent vingt hommes. Sur le nombre total, on
comptait cent quarante malades en traitement
et cent dix jugés incurables. Une administration commune desservait, comme à Bethlem,
les deux parties de cette maison, et elle avait
le droit de faire quelques admissions d'urgence,
mais dans des cas exceptionnels. Un fait qui
pour nous a été l'objet d'une remarque spéciale, c'est qu'à Saint-Luke, comme dans nos
hôpitaux de Paris, le nombre des femmes est
plus considérable que celui des hommes, tandis
que, dans presque tous les asiles d'aliénés en
Angleterre, nous avons observé que le nombre
des hommes était égal à celui des femmes, si
même le chiffre n'en était plus élevé.

Les médecins de cet hôpital n'exigeaient pas,
plus que ceux de Bethlem, un classement régulier parmi les diverses espèces de délire.
Quelques aliénés très agités étaient mis à part,

il est vrai ; mais je dois ajouter qu'ils habitaient
des loges basses et humides, et qu'ils paraissaient plus négligemment soignés. En général,
les malades étaient logés dans les cellûles suivant leur ordre d'admission ou les places vacantes. Un mélancolique et un furieux étaient
voisins. Dans les chauffoirs, l'on ne remar-
quait pas plus de distinction entre les différens
malades. Il en était de même au promenoir ;
mais ici toute division eût été impossible, car
ce promenoir était unique. Nos confrères, du
reste, ne paraissaient désirer aucun changement à cet ordre de choses : ils prétendaient
même que la confusion des malades avait son
utilité ; que chacun d'eux alors, occupé de ses
compagnons d'infortune, était plus disposé à
réfléchir, et, par conséquent, à revenir à la
raison. Cette manière de voir, que je ne puis
partager, n'est pas heureusement celle de la
majorité des praticiens en Angleterre; car, s'il
est possible qu'un aliéné soit distrait de ses
préoccupations exclusives par celles d'un autre
aliéné, et que les communications entre des
individus atteints d'un délire différent puissent avoir quelquefois une utilité évidente, il
n'en est pas ainsi dans le plus grand nombre
des cas. Un aliéné agité est, pour l'ordinaire,

insupportable aux aliénés paisibles. Il peut troubler le repos de tout un quartier, porter à la colère des malades auxquels toute agitation est fatale; et d'ailleurs, si l'on pensait qu'un aliéné, plongé dans une mélancolie profonde, pût avec avantage être placé au milieu d'individus dont le délire est exubérant et gai, il serait bien facile de tenter cet essai dans un établissement où les malades sont séparés en classes distinctes.

Les moyens coercitifs étaient employés à Londres avec moins de ménagemens qu'ils ne le sont parmi nous dans les maisons d'aliénés bien dirigées. La camisole, ou gilet de toile, n'était point en usage à Saint-Luke. C'étaient de fortes chaînes qui retenaient les malades agités; ces chaînes, scellées à différentes hauteurs dans les murs des chauffoirs, sont terminées à leur extrémité par des anneaux en fer, au moyen desquels en embrasse soit les bras, soit les jambes des malades, ainsi retenus dans une complète immobilité. Cette précaution contribue puissamment, sans doute, à la bonne tenue de l'espèce de salon dans lequel les malades passent la journée, fixés symétriquement le long d'un mur, comme des arbustes dans un jardin potager; mais nous pouvons affirmer qu'elle est loin d'être favorable à leur guérison. Pour quelques malades plus turbulens, ou enclins au désordre, et que l'on ne saurait retenir fixés à la même place, plusieurs moyens restent encore à la disposition des surveillans et des gardiens. J'ai déjà parlé des manchons, et des menottes qu'ils recouvrent; mais le moyen de répression auquel ces messieurs accordent, en général, la préférence, est une large ceinture en cuir, adaptée autour du corps, et à laquelle sont suspendus, par de fortes chaînes en fer, deux gants en cuir ou en peau, arrêtés eux-mêmes par des cadenas autour des poignets. Ces gants, qui ne sont point divisés de manière à loger isolément les doigts, pendent sur les parties latérales du tronc, et les chaînes auxquelles ils sont suspendus sont assez longues pour permettre quelques mouvemens, et laisser au malade la possibilité de joindre les mains.

Tous les médecins qui dirigent des établissemens d'aliénés à Londres, si j'en excepte le docteur Burrows, dont la maison particulière peut être citée comme un modèle, préfèrent ce dernier moyen de répression à la camisole, dont nous faisons usage. Ils le trouvent plus solide, moins embarrassant et surtout moins chaud pour l'été. Loin de redouter pour les malades l'impression pénible que produisent les chaînes, ils pensent, au contraire, que cet appareil a sur eux une influence salutaire; qu'il les intimide, les humilie, et leur ôte toute envie de chercher à se débarrasser de leurs liens.

Whitehouse.

La maison de santé du docteur Warburton, connue sous le nom de Whitehouse, renferme cinq cents individus des deux sexes, qui y sont entassés faute d'emplacement convenable. On n'y reçoit que les malades pauvres déclarés incurables. Ceux-ci, après avoir passé quelques mois soit à Bethlem, soit dans tout autre asile d'aliénés, sont placés chez le docteur Warburton aux frais des paroisses. La tenue de la maison est mauvaise; mais les malades y sont traités avec humanité. En 1826, Whitehouse fut l'objet d'une investigation très scrupuleuse, et nous aimons à croire que de nombreuses améliorations en ont été la suite.

Guy.

L'hôpital de Guy, à Londres, contient un quartier distinct, destiné aux aliénés, où vingt loges sont consacrées aux femmes incurables. C'est un

bâtiment indépendant du corps même de l'hôpital, mais disposé de manière à ce que la surveillance puisse être complète et continuelle sur toutes
les parties de la maison. Tous les logemens sont
au rez-de-chaussée et disposés circulairement autour d'un centre. Les lits des aliénés sont établis
en pente, de manière à faciliter l'écoulement
des urines sans qu'il s'en exhale aucune odeur ;
ils sont doublés en plomb. Au lieu de camisole,
on fait usage, comme moyen coercitif, d'une
large ceinture de cuir qui entoure le corps et à
laquelle se rattachent des lanières plus étroites
qui maintiennent les bras. Lorsque les aliénés
sont furieux, on a recours aux chaînes, mais
elles sont disposées de manière à ce que le malade ne puisse s'en servir pour se frapper.

Guy n'est pas un établissement remarquable
sous le rapport de la construction seulement,
il l'est encore par la manière dont les malades y
sont traités ; rien n'égale le soin, la douceur,
la vigilance que les employés mettent dans leur
service, et la répression y est uniquement pour
la sûreté du malade lui-même.

Asile près York.

Le premier établissement d'aliénés qui ait
fixé l'attention des étrangers en Angleterre, et

qui ait mérité la confiance du public, c'est l'asile situé à un mille de la ville d'York, au milieu d'une campagne fertile et riante. Il fut fondé, en 1792, par des quakers, et son premier directeur avait été élevé dans cette croyance. M. Tuck était ce que sont tous les quakers, et surtout les quakers schismatiques, un homme pour lequel la religion et la morale étaient des vertus pratiques, et aux yeux duquel la richesse ou la pauvreté, l'imbécillité ou le génie ne devaient modifier en rien les liens communs et sacrés de tous les hommes entre eux. Il pensait avec raison que la justice et la force doivent se manifester non par des cris et des menaces, mais par la douceur du caractère et le calme de l'esprit, en sorte que l'influence de ces dispositions puisse se faire sentir à tous les hommes, même quand ils sont agités par la colère, l'ivresse ou la folie. Les traditions de cet ami de l'humanité se sont conservées dans la maison qui porte son nom. Tout, jusqu'aux malades, est silencieux et paisible dans cet asile, où sont également admis quelques individus ne faisant pas partie de la société des quakers. Les pensionnaires, quelle que soit leur religion ou leur position sociale, quelles que soient même leurs habitudes, influencés par la

tranquillité du lieu et par l'exemple, trouvent
du repos dans cette maison, qui ressemble
bien plus à un couvent de trappistes qu'à
un asile d'aliénés; et si l'ame s'attriste à
l'aspect de cette terrible maladie qui semble
faite pour humilier la raison humaine, on
éprouve ensuite de douces émotions en considérant tout ce qu'une bienveillance ingénieuse
a su inventer pour la guérir ou la soulager.

Je ne citerai qu'un fait parmi ceux observés
dans cette maison pour prouver à quel point
le zèle et la volonté soutenue des gardiens peuvent exercer une heureuse influence sur la conduite des aliénés, et leur faire conserver des
habitudes de propreté pendant la durée de leurs
accès : ici tous les malades se rendent pour
cracher vers un bassin destiné à cet usage et
placé dans un coin de la salle.

L'établissement des quakers est celui de toute
l'Angleterre dont la réputation est la mieux établie. On nous a assuré que le nombre des guérisons y était considérable, et nous le croyons
volontiers, tant la tenue générale de cette maison est favorable au traitement de la folie. Toutefois, à l'époque où nous avons visité l'Angleterre, cette assertion ne pouvait être appuyée
sur aucun relevé statistique bien confirmatif.

L'état précis des malades lors de leur entrée dans la maison, la marche de la maladie n'étaient consignés sur aucun cahier; et le docteur Henri Belcombe, homme plein de bonne foi, avouait qu'il n'avait aucune preuve à cet égard à nous donner. Depuis, on a publié des statistiques sur les guérisons obtenues dans divers établissemens en Angleterre, et particulièrement dans celui dont nous parlons; mais l'asile de Wakefield est le seul où l'on ait pu nous montrer un registre complet avec des notes médicales. Nous regrettons beaucoup que le défaut de statistique nous prive de faire connaître ce qui est relatif à la proportion des sexes, aux différentes espèces d'aliénations, à leurs causes les plus générales en Angleterre, etc.; et nous nous bornerons, dans l'exposé suivant, à indiquer le nombre des admissions et des sorties dans quelques établissemens, en avertissant néanmoins que le chiffre des sorties ne doit pas être confondu avec celui des guérisons qui, chez nous-mêmes, n'est que très imparfaitement connu.

York.

Il existe encore, dans la même ville d'York, un autre établissement destiné au traitement des aliénés : il est d'une construction plus élégante que celui des quakers, mais n'a point d'autre avantage sur ce dernier. Les malades turbulens sont maintenus, soit avec des menottes en cuir, fermées par un bouton tournant que le malade ne peut ni ouvrir, ni faire ouvrir par un autre malade, soit par une ceinture mollement garnie qui lui tient les bras pendans et fixés près du corps. Cette ceinture est aussi employée chez les quakers; on n'en fait point usage chez nous; cependant elle pourrait être préférable à la camisole dans les temps chauds.

Du mois de novembre 1777, époque de la fondation de cet établissement, au 1er juin 1824, le nombre des aliénés admis a été de 3,063, sur lesquels on compte 448 décès; et pendant les dix années de 1814 à 1824, sur 531 malades traités à York, 139 sont sortis après guérison, et 98 dans un état de soulagement que les Anglais désignent sous le nom d'*amélioré* (relieved).

Bedford.

A Bedford, chef-lieu du Bedfordshire, une maison d'aliénés a été élevée à grands frais en 1812, au moyen de souscriptions; et qua-

torze ans plus tard, lorsque nous l'avons visitée, les fonds ne suffisaient pas pour organi-
ser un service médical complet. Le docteur Ca-
theray, qui la dirige, est un homme plein de
zèle et de modestie. Il aurait voulu pouvoir contribuer aux progrès de la science, et il deman-
dait avec de vives instances, mais sans pouvoir
l'obtenir, que l'on mît à sa disposition plus de
moyens de traitement, et qu'il lui fût permis
de faire des autopsies.

Les malades sont traités avec douceur à
Bedford; et s'il existe des chaînes et des anneaux, ces appareils ne sont point mis en
usage. Cela, du reste, ne doit pas étonner; car,
le pays étant désolé par des sectes religieuses,
la plupart des aliénés sont des mélancoliques
religieux, et par conséquent des malades paisibles. Parmi les maniaques enfermés dans cette
maison, par suite de l'influence que paraît
avoir exercée sur eux l'exaltation des sentimens religieux, nous observâmes qu'il y avait
un grand nombre de pasteurs ou de prédica-
teurs des sectes alors en dissidence. Nous avons
pu répéter la même observation plusieurs fois
en Écosse, et cette particularité nous a semblé
digne de remarque, attendu que si en France,
à la même époque, nos maisons d'aliénés con-

tenaient aussi beaucoup d'individus sur la raison desquels la religion mal comprise avait exercé un empire funeste, l'on ne comptait parmi eux cependant qu'un très petit nombre de prêtres. Je ne me livrerai à aucune réflexion sur ce fait singulier, car ce n'est point ici le lieu de rechercher les causes qui peuvent en donner une explication satisfaisante.

Comme partout ailleurs, les bâtimens sont élevés de plusieurs étages, les malades n'ont ni promenoir ni bains; mais la propreté et l'ordre général de la maison sont fort remarquables.

Nottingham.

L'asile des aliénés à Nottingham, qui fut fondé en 1791, est, ainsi que plusieurs établissemens du même genre, consacré aux deux sexes et à plusieurs classes de la société; cependant la population de cette maison est très distincte et bien séparée. Les furieux sont placés dans des loges pratiquées sous le sol. Les aliénés en traitement sont seuls dans chaque cellule, rarement deux, mais toujours dans des lits séparés. A Nottingham, les moyens de répression sont les mêmes

que ceux mis en usage dans la maison de ré-
traite d'York. Quand les moyens ordinaires ne
suffisent pas, et qu'on est obligé d'en venir aux
fers, on se sert d'une chaîne fine disposée en
forme de gourmette, recouverte de peau, à
l'aide de laquelle on maintient l'aliéné dans
son lit en l'attachant par les poignets. La force
des fers varie selon le plus ou le moins de
violence du délirant.

La maison a un régime réglé, mais le médecin
peut le modifier à son gré. Les aliénés y jouissent d'une vue très agréable, et au lieu de
barreaux de fer aux croisées, on a donné une
force suffisante aux châssis, afin de ne pas obs-
truer les vitres par des grilles.

Du 12 juin 1812 au 30 juin 1825, les admissions ont été de 580 individus, sur lesquels
on compte 224 guéris et 52 morts.

Edimbourg.

A deux milles d'Édimbourg, dans une position
excellente, est établie une maison destinée aux
aliénés. Les bâtimens sont bien tenus, mais
peu appropriés à leur usage ; tout, aussi bien
dans la disposition de la maison que dans
le traitement médical, était, en 1826, fort au

dessous de la réputation et des talens du médecin qui la dirigeait. Les malades agités étaient maintenus avec des menottes en fer. Le docteur Duncan prétendait qu'on aurait tort de bannir les fers d'une maison d'aliénés, et que des menottes légères sont bien préférables à la camisole. Quand un aliéné qui appartient à une grande famille a commis un meurtre, il est renfermé dans ce lieu pour toute la vie. Du reste, aucun traitement médical, pas même de bains. A Édimbourg et dans les environs, il existe bien quelques autres maisons où l'on reçoit les aliénés, mais elles étaient si mal administrées qu'on ne pouvait obtenir la permission de les visiter.

Glascow.

La maison consacrée aux aliénés, à Glascow, fut bâtie, en 1807, par William Stark; elle peut en contenir environ cent des deux sexes; elle est très bien exposée et entourée de grands jardins. Le plan sur lequel elle a été bâtie est à peu près le même que celui de la partie consacrée aux aliénés dans l'hôpital Guy, à Londres; mais les avantages d'une surveillance centrale ont été sacrifiés au plaisir de pratiquer un bel escalier, qui n'est point employé pour le service général, et qui d'ailleurs est tellement vaste et ouvert, qu'il serait extrêmement dangereux de le laisser parcourir par des aliénés, et surtout par ceux qui ont du penchant au suicide.

Le docteur Balmano, qui dirige cet établissement, a voulu faire garnir les rampes de cet escalier par des grillages; le comité n'y a pas consenti, par cette raison que l'architecture y perdrait : par le même motif, les loges ne reçoivent le jour que par une ouverture supérieure, pratiquée dans le mur extérieur, tandis que les galeries sont beaucoup mieux éclairées. Malheureusement encore la maison est élevée de trois étages, ce qui fait un peu disparaître les avantages de sa construction.

Les malades sont traités avec douceur, et pourtant ils sentent toujours la suprématie du médecin et de la surveillante. Les moyens de répression paraissent nombreux : le docteur Balmano pense qu'ils sont nécessaires. Chaque lit, en bois et en forme d'auge dans les cellules, en fonte dans les dortoirs, est garni de chaînes et d'anneaux. Les menottes en cuir y sont préférées à la camisole qui, prétend-on, détermine par un long usage l'amaigrissement et même l'atrophie des mains. Nous pourrions citer nombre d'exemples qui rendent ce fait contestable.

Afin d'empêcher certains insensés de manger des substances sales ou malsaines, on emploie dans quelques maisons des muselières plus ou moins grossières. Celle mise en usage par le docteur Balmano est plus ingénieuse que toutes celles que j'ai vues. Elle est percée d'ouvertures, et ressemble tout à fait à la visière et au casque des anciennes armures.

Les jardins sont vastes et bien entretenus ; dans les promenoirs il existe une espèce de classement parmi les malades. Les hommes travaillent au jardinage, les femmes filent et savonnent, car, autant que possible, le docteur donne quelque occupation à ses malades. Il voudrait pouvoir leur procurer un manége. Une salle de billard y a été établie en 1817 ; ce jeu a le double avantage de distraire les malades qui s'y livrent, et tous ceux qui assistent à cet exercice. La maison a deux divisions : l'une pour les pauvres, l'autre pour les riches : ce sont ces derniers, on le pense bien, qui ont un billard à leur disposition. Tous les étages reçoivent de l'eau par des robinets, et les malades tranquilles en ont à discrétion. Chaque

galerie a des latrines isolées placées d'une manière très convenable. Cet établissement est
un des mieux tenus de tous ceux que j'ai visités. Le docteur Balmano nous a semblé aussi
l'un des hommes les plus capables de gouverner habilement une maison d'aliénés. Il provoquait nos questions, et ne cessait de nous en
adresser sur le régime intérieur de nos établissemens et sur les moyens de traitement
auxquels nous donnons la préférence. Les
entretiens de ce médecin nous ont prouvé
qu'il s'occupe beaucoup de ses malades, et
qu'il compte particulièrement sur l'influence
que peut exercer sur eux la partie morale
du plan de traitement qu'il a adopté. Il regrette de ne pouvoir appliquer à la maison
de Glascow le classement qui existe dans
quelques unes des nôtres, et dont nous lui
indiquions les avantages.

Le docteur Balmano varie judicieusement
l'emploi des moyens thérapeutiques : il fait
usage des sangsues, des ventouses scari-
fiées, et préfère à la saignée du bras celle
de la tempe; mais, en général, il use
modérément des évacuations sanguines. Son
moyen de prédilection est le bain. Il pense
que l'on peut avec avantage laisser un malade

agité plusieurs heures de suite dans de l'eau,
à une température convenable, et il regrettait
de ne pouvoir disposer de ce moyen à toutes
les heures de la journée. Il emploie, dit-il, avec
utilité, pour calmer l'agitation de certains maniaques, une solution de carbonate d'ammonia-
que à la dose d'un gros dans dix onces d'eau.

Les aliénés mélancoliques sont à Glascow
plus nombreux que ce qu'on appelle les furieux. Le nombre des femmes est à peu près
égal à celui des hommes : il en est de même
pour les gens mariés et les célibataires. Le docteur Balmano affirme que beaucoup de ministres du culte deviennent fous en Ecosse ; il ne
peut pas nous dire quelle est la secte dans laquelle on en remarque davantage. Une circonstance qu'il importe de noter, c'est que, lors
même que les écarts du sentiment religieux
sont la cause évidente de la folie, ce n'est pas
un délire partiel qu'il excite. En d'autres termes, quoique le fanatisme religieux soit ici une
cause très commune d'aliénation mentale, l'on
observe que très rarement des monomanies
religieuses. Pour compléter des renseignemens
que nous nous plaisons à citer, tant ils sont
dignes de confiance, et tant ils sont d'accord
avec les faits que nous observons chaque jour,

nous dirons que le docteur Balmaño signale comme des causes déterminantes très actives de la folie les revers de fortune pour les gens riches, et l'abus des liqueurs alcooliques (wiski) pour les classes inférieures de la société. Ce médecin éclairé n'en tient pas moins le plus grand compte des prédispositions natives dans la production de cette maladie. Il remarque, avec justesse, que certains hommes montrent, dès leurs plus jeunes ans, un désir immodéré, un désir déraisonnable d'acquérir des richesses, de jouer un grand rôle dans le monde, d'occuper d'eux le public, ne fût-ce que par de la bizarrerie ou de la singularité, et que ces désirs, lorsqu'ils ont troublé une partie de la vie, et qu'il faut renoncer à l'espoir de les satisfaire, laissent la raison trop faible pour résister soit aux mécomptes des chimériques espérances, soit aux coups imprévus de l'adversité. Enfin l'hérédité de ces prédispositions, et, plus encore, l'hérédité de la maladie elle-même, lui semblent, comme à nous, du reste, l'un des points les plus importans à observer dans l'étude des désordres vitaux qui peuvent se rapporter aux organes dont l'appareil nerveux est composé.

Du 1er janvier 1816 au 31 décembre 1826,

les aliénés reçus à Glascow ont été de 523 hommes, 403 femmes, en tout 926. Les malades sortis après guérison se sont élevés à 388, dont 221 hommes et 167 femmes ; les améliorés à 251, dont 113 hommes et 138 femmes ; les décès se sont élevés à 102, sur lesquels on compte 30 femmes et 72 hommes. Les causes de mortalité sont principalement l'apoplexie, la consomption et l'*épuisement*.

En 1817, 400 étrangers ont visité sans inconvénient, dit-on, la maison de Glascow. Ceci vient à l'appui d'une assertion émise dans le cours de cet ouvrage, que la visite des étrangers, quand elle est convenablement ménagée, ne nuit en rien à la tranquillité et à la guérison des malades en délire.

Wakefield.

Wakefield possède un grand et bel établissement construit en 1818, et qui pourrait en partie servir de modèle, si, comme je le pense, le plan d'après la forme rayonnante doit être considéré comme préférable à tout autre. Je reviendrai plus tard sur cette question. Deux cent cinquante aliénés des deux sexes, et en nombre à peu près égal, sont traités à Wakefield aux frais des paroisses.

Depuis l'époque de sa fondation, jusqu'au 31 décembre 1825, le nombre des admissions a été de 795, dont 402 hommes et 393 femmes. Les sorties ont été de 171 hommes et de 215 femmes. Il nous a été impossible de connaître d'une manière précise l'état dans lequel les malades se trouvaient lors de leur sortie de l'établissement, ainsi que les causes de décès, lesquels ont été de 102 pour les hommes et de 68 pour les femmes.

Un système de surveillance fort ingénieusement établi s'exerce par des escaliers latéraux percés de croisées au moyen desquelles on peut continuellement observer les dortoirs et les galeries. Les cours sont nombreuses et les ateliers fort bien conduits; tout le service est fait presqu'en entier par les aliénés. Une ferme qui est jointe à cette maison permet d'y fabriquer le pain, le beurre, le fromage, la bière. Les convalescens travaillent à des métiers et fabriquent une étoffe grossière destinée aux malades eux-mêmes. Une machine à vapeur porte de l'eau dans toutes les parties de l'établissement; le blanchissage et la coction des comestibles ont pareillement lieu au moyen de la vapeur. Un calorifère et un éclairage au gaz hydrogène par la distillation de l'huile complètent ce service très bien entendu dans toutes ses parties. Les bains sont mis en usage, mais les baignoires sont communes à huit ou dix malades. Cet inconvénient et le défaut de ventilation sont les seuls reproches qu'on puisse adresser à cette maison, très remarquable du reste.

Le docteur Élie, que nous n'avons pu juger que par son cahier d'observations médicales, attendu son absence, nous paraît devoir être un médecin fort instruit, en même temps qu'un philanthrope zélé.

Manchester.

A Manchester, l'hôpital général a une subdivision dans laquelle, de juin 1824 à juin 1825, 98 aliénés ont été reçus, dont 63 hommes et 35 femmes. Sur le nombre total, on compte 7 guérisons et 6 décès. On se proposait d'y bâtir un asile spécial pour les individus atteints de folie, mais nous ignorons si ce projet a reçu son exécution.

Liverpool.

Lors de notre passage à Liverpool, on s'occupait d'y bâtir une maison pour le traitement des aliénés; elle ne pouvait manquer de devenir d'une grande utilité, car la direction médicale en était confiée à un savant très distingué, le docteur Traill. J'ai appris dernièrement, par des médecins anglais, que cet établissement avait en effet acquis un certain développement, et qu'il contenait aujourd'hui cent malades; mais que le docteur Traill, appelé comme professeur à l'Université d'Édimbourg, avait quitté Liverpool.

Stafford.

Stafford, chef-lieu du comté de ce nom, possède une maison d'aliénés dont le plan laisse beaucoup à désirer. Le rez-de-chaussée est trop bas, et les loges, éclairées seulement dans la partie supérieure, sont très humides. Les malades sont traités avec douceur : on les occupe, autant que possible, à la culture des jardins et aux travaux de la ferme qui dépend de cette maison. Des bains sont placés à tous les étages et paraissent souvent mis en usage. Le chirurgien à qui la direction de la maison est confiée est logé au centre, et peut, à chaque étage, surveiller lui-même l'intérieur du service. Cet asile, construit originairement pour recevoir cent quatre-vingts malades, en contient jusqu'à deux cent trente. Aussi, a-t-il fallu, au moyen de cloisons, diviser les corridors pour en faire des dortoirs. Cependant le nombre des fous a diminué dans ce comté, en même temps que les sectes religieuses y sont devenues moins intolérantes.

Du 1er janvier 1819 au 31 décembre 1825, le nombre des aliénés reçus dans la maison de Stafford a été de 725, les guérisons de 291, et les mortalités de 94. Sur les 150 malades restans au 1er janvier 1826, on comptait 86 hommes et 64 femmes. Ils étaient ainsi classés : 101 incurables, 36 en traitement, 13 épileptiques et paralytiques. Il existe un autre classement des aliénés, relativement au prix de la pension : 1° ceux qui paient pension entière, selon leur rang ; 2° ceux qui ne paient qu'une partie de la pension ; 3° les pauvres ; 4° les vagabonds ; 5° les *criminels* ; 6° les idiots dangereux. Pour les individus des quatre dernières classes, l'établissement exige 10 schellings et 6 pences par semaine, jusqu'à ce que le prix de la pension ait été fixé par l'autorité compétente. Dans tous les cas, les vagabonds et les *criminels* restent constamment sous la surveillance de la justice.

Excepté en la présence de la surveillante, les femmes aliénées ne peuvent recevoir la visite d'un homme, à moins qu'il ne soit le père, le mari, le fils ou le frère de la personne visitée.

Un fait qui nous a paru devoir être cité, est celui que nous avons puisé dans la note des dépenses générales. On y voit figurer annuellement une somme de 2,000 à 2,500 fr. pour du thé, et de 1,000 à 1,200 fr. pour du tabac donnés aux malades.

L'impossibilité où nous nous sommes trouvés de visiter la totalité des établissemens d'aliénés dans les trois royaumes ne me permet pas de parler d'une manière aussi affirmative de quelques maisons qui cependant m'ont paru de nature à être mentionnées, d'après les renseignemens que nous avons recueillis. Nous avons entendu citer particulièrement, et avec les plus grands éloges, une maison située à Bristol, et fondée par le docteur Fox.

Il existe en Irlande, m'a-t-on dit, plusieurs établissemens remarquables. La ville de Dublin en possède trois, qui peuvent recevoir environ douze cents aliénés ; ce sont : *Richmond lunatic asylum*, *House of insdustry*, qui est spécialement consacré aux incurables, et *Dean Swift' hospital* : cette dernière maison est celle qui le plus de réputation. Dans la maison de Richemond, on reçoit les aliénés des deux sexes ; et tous les valides sont employés, autant que possible, à divers travaux. A ce sujet, on trouve, dans le rapport fait en 1826 sur cet établissement, les détails suivans que nous ne croyons pas devoir passer sous silence. 130 individus ont été occupés, savoir : 18 au jardinage, 16 à filer, 12 à des métiers de tisserands, 18 à des ouvrages d'aiguille, 26 au service de propreté de la maison, 12 à la buanderie, et 28 à divers emplois. Les principaux travaux exécutés consistaient principalement dans la confection des objets suivans : 3,188 écheveaux de laine filée, 755 paires de bas tricotés, 320 chemises d'hommes et de femmes, 115 taies d'oreillers, 56 paires de draps, 83 corsets, 80 bonnets de nuit, indépendamment de tous les raccommodages des hardes et effets des malades des deux sexes.

Parmi les autres établissemens, on cite ceux des villes de Cork, de Limerick, d'Armagh, de Londonderry et de Belfast : ces deux derniers sont destinés aux aliénés indigens des comtés environnans. A Cork, où l'on peut placer 300 malades, on a traité, en 1826, 106 aliénés, dont 45 hommes et 61 femmes. Sur ce nombre, 37 sont sortis guéris, et 8 améliorés : il n'y a eu que 3 décès. Ces maladies sont attribuées, pour la plus grande partie, à l'abus des boissons alcooliques.

La maison de Limerick, destinée à recevoir 150 aliénés, en a admis 81 dans l'année 1816, savoir : 41 hommes et 40 femmes. Sur ce nombre, 6 malades sont sortis après guérison, 12 améliorés, et 61 sont restés dans l'établissement pour continuer leur traitement.

A Armagh, la statistique pour 1826 donne le résultat suivant :

		Hom.	Fem.	Tot.
MALADES.	Traités	59	39	98
	Guéris	14	8	22
	Améliorés	4	4	8
	Morts	2	2	4
SUR LES 64 RESTANS ON COMPTAIT.	Convalescens	5	4	9
	En traitement	7	4	11
	Incurables	27	17	44

Enfin, trois autres maisons de ce genre s'élevaient, en 1826, dans d'autres parties de l'Irlande.

On nous a parlé aussi avec éloge des établissemens de Perth, fondé en 1817, de Dundee, de Montrose et d'Aberdeen, en Écosse.

Dans le premier de ces asiles, le nombre des aliénés admis, du 1er juin 1827 au 1er juin 1830, a été de. . . . . . 90, dont 61 hom. et 29 fem.

Les sorties après guérison, de. . . . 21 dont 15 hom. et 6 fem.

Id. améliorés. . 8 — 4 — 4

Les mortalités ont été de. . . . . 4 — 3 — 1

Pour compléter autant que possible l'ensemble du compte que nous avons à rendre de notre visite dans les maisons d'aliénés en Angleterre et en Écosse, je mets sous les yeux du conseil général, le tableau des documens qu'il nous a été possible de réunir sur le mouvement de la population et sur la dépense dans quelques unes de ces maisons.

Observons que notre intention n'est point de faire aucun rapprochement entre les élémens de ce tableau et ceux des rapports publiés par l'Administration des hospices de Paris; car les différences, dans les détails administratifs, tiennent à une foule de causes qu'il est souvent impossible de bien préciser. Ainsi, par exemple, on voit que chaque lit, en Angleterre, a

coûté , année moyenne, une somme de 29 l.
7 schellings , environ 735 fr. , tandis que la
dépense moyenne de Charenton , pour l'année 1832, a été de 746 fr., toutes les classes de
pensionnaires que contient cette maison étant
confondues. La dépense serait donc plus élevée
à Charenton que dans les comtés anglais ; et
cependant , l'on sait qu'en Angleterre tout est
à un prix beaucoup plus élevé qu'en France ;
mais , si on compare la dépense des maisons
d'aliénés en Angleterre avec celle de nos hôpitaux ordinaires (et le régime de ces établissemens offrant une très grande analogie avec le régime des nôtres , cette comparaison peut être faite), on voit que nous
avons un grand avantage sur nos voisins, car,
pour 1823, année correspondante à celle à laquelle se rapportent les élémens du tableau, on
trouve que chaque malade n'a coûté , dans nos
hôpitaux, que 609 fr. 34 cent. Dans cette dernière comparaison, il faut remarquer qu'en
Angleterre on ne fournit ni linge, ni habillement, comme on le fait dans les hôpitaux de
Paris ; ce qui porterait les dépenses , pour
l'Angleterre, à 760 fr. environ, c'est à dire à
150 de plus que chez nous. Il faut observer

en outre, que les maisons anglaises indiquées
au tableau ci-joint sont toutes situées dans des
localités où le prix des objets de consommation
est généralement moins élevé que dans la capitale.

SITUATION des MAISONS D'ALIÉNÉS	ANNÉES.	Nombre au commencement de l'année.	Entrées pendant l'année.	SORTIES DANS L'ANNÉE.						Nourriture, chauffage, éclairage, médicamens.	Entretien des bâtimens.	Entretien du mobilier.	Impressions et dépenses diverses.	Totaux.	TERME moyen de la population.	de la dépense annuelle par chaque malade.	OBSERVATIONS.
				Par guérison.	Retirés par les familles	Avec amélioration.	Décédés	Total		l. s.	l. s.	l. s.	l. s.	l. s.		l. s.	
GLASCOW	1817	95	86	43	5	27	3	78	2	2592 7	144 "	208 1	30 "	3438 10	99	34 15	
id..............	1819	102	81	39	16	12	10	77	.	2584 12	118 12	196 "	51 8	3551 12	104	34 8	OBSERVATION GÉNÉRALE. On ne fournit en Angleterre ni linge ni vêtemens aux malades.
id..............	1822	121	81	33	25	25	13	96	.	2175 14	249 "	131 "	65 "	3293 14	113	29 3	
id..............	1825	120	79	30	16	31	8	85	12	2706 18	363 4	63 18	52 17	3968 9	117	33 19	
MANCHESTER	24 juin 1824 au 24 juin 1825.	72	26	7	5	3	6	21	9 6	1295 13	112 16	59 15	4 12	2031 2	74	28 8	
NOTTINGHAM	Un an au 30 juin 1825.	68	45	24	6	11	5	46	.	1387 "	210 "	" "	105 2	2125 2	67	31 14	L'entretien du mobilier et des bâtimens est confondu.
STAFFORD	Un an au 1er octobre 1819.	61	60	36	12	4	8	60	4	1573 "	2 5	47 19	71 17	2280 5	61	37 8	Les contributions seules figurent [au] compte des immeubles : les réparations ont été comprises dans le compte particulier des constructions, et ne figurent pas dans les dépenses annuelles.
id..............	Un an au 1er octobre 1822.	89	94	46	12	14	7	79	11	1489 18	195 15	139 6	85 11	2480 1	96	25 17	
id..............	1825.	138	126	55	18	14	27	114	1	2724 9	746 25	83 17	119 8	4473 10	144	31 1	Dans les dépenses de l'immeuble [se] trouvent confondues des dépenses [de] mobilier.
WACKEFIELD	1825.	234	143	71	14	"	53	138	.	3354 "	18 5	212 18	98 11	4468 14	236	19 "	Point de dépenses distinctes de bâtimens.
YORK (retraite des Quakers)........	Un an au 30 juin 1825.	"	24	11	5	"	3	19	9 10	1509 11	415 2	166 19	" "	Mémoire.	"	" "	Les dépenses diverses sont confondues dans celles de l'entretien des bâtimens.
YORK..	Un an au 1er juin 1825.	123	67	29	16	9	12	66	6	2150 6	215 11	210 12	63 15	3535 10	123	28 14	Le rapport ne fournit de renseignemens que sur les malades admis dans l'année ; mais il restait des malades de l'année précédente, dont on ne connaît pas le nombre. Celui des malades restans à la fin de l'année n'est point non plus indiqué. On ne peut donc faire aucun rapprochement de la dépense au nombre des malades. Au surplus, le rapport indique que 36 malades étaient dans la maison à raison de 4 s. par semaine ; 14 à 8 : terme moyen, 5 s. 4 d. par malade, chaque semaine, ou 13 l. 17 s. par an, et ajoute que d'autres pensions étaient beaucoup plus fortes. Les riches paient pour les pauvres, d'où il résulte clairement que la dépense est bien plus élevée que 13 s., 17 s. par an. La proportion moyenne dans les diverses maisons est de 4/7es d'hommes et de 3/7es de femmes ; résultat contraire à celui observé [en] France, où les aliénés mâles sont en nombre dans la proportion de 1/3 moins considérable que celui des femmes.
TOTAUX														35616 9	121	29 7	

Un fait principal doit primer tous les faits réunis dans la présente section; c'est que l'Angleterre est le pays de l'Europe le plus riche en établissemens charitables, à cause de l'esprit d'association, qui en fait tous les frais; c'est cette émulation de bienfaisance qui seule a permis de réunir les capitaux suffisans pour réaliser en peu de temps des entreprises que l'administration, dans son cercle circonscrit et dans sa marche toujours gênée, n'aurait accomplies que lentement ou aurait laissées imparfaites. Ainsi, par exemple, l'ancien Bethlem, pour lequel une si forte somme avait été nécessaire, fut construit et rendu habitable en une seule année; en moins de deux ans, l'asile des quakers fut élevé du produit des dons volontaires, et offrit toutes les ressources de l'art et les douceurs de la vie compatibles avec l'état des aliénés.

En continuant la revue des établissemens de ce genre dans les divers points du globe, les preuves à l'appui de cette utilité de l'esprit d'association se présenteraient d'elles-mêmes, et nous verrions également que les lieux où les préjugés et la superstition ont le moins entravé les progrès de la civilisation sont aussi ceux où la charité envers les malheureux aliénés s'est exercée avec le plus d'activité. Mais relativement à l'utilité et à l'importance des résultats obtenus dans les deux pays pour la guérison des aliénés, la difficulté de se procurer des documens suffisamment complets et suffisamment authentiques m'a forcé de m'arrêter après avoir posé toutefois les bases d'un travail que je regrette de ne pouvoir rendre digne de son importance. Messieurs les membres du conseil verront, d'ailleurs, en comparant les chiffres que nous venons de placer sous leurs yeux à ceux relatifs au nombre de guérisons obtenues dans les hospices d'aliénés de la ville de Paris, que nous eussions pu soutenir la comparaison avec avantage. Ce n'est donc point la crainte de discuter ce sujet qui nous a retenus, mais seulement l'impossibilité de le faire avec des élémens de conviction inattaquables. En effet, comme je l'ai déjà dit, les documens propres à établir sur ce point des relevés statistiques étaient fort insuffisans lorsque nous avons visité l'Angleterre. Ils le sont encore probablement aujourd'hui, tant il est difficile de classer avec une grande régularité tous les malades que reçoivent les maisons d'aliénés, et dedéterminer, soit les chances de guérison qu'ils présentaient lors de leur admission dans les hospices, soit leur état, bien précis, quand ils en sont retirés.

Nous avons dû, messieurs, vous exposer les avantages incontestables qui résultent, en Angleterre, de cette tendance universelle vers la multiplication des secours donnés au malheur et à l'indigence, mais il est difficile qu'on n'y rencontre pas, dans une proportion plus ou moins grande, quelques uns des inconvéniens qui ont été signalés dans la première partie de ce rapport.

Concluons donc que les institutions de chaque peuple doivent modifier le caractère de ses établissemens charitables; qu'en cherchant à profiter des essais tentés heureusement chez les étrangers, il faut s'abstenir de les adopter sans modifications; que dans deux contrées, même voisines, des fondations, ayant le même objet, peuvent être différentes dans leurs formes et leurs détails sans qu'il soit possible d'accorder une préférence exclusive à l'une d'elles, et cela peut s'appliquer spécialement aux maisons d'aliénés en Angleterre et en France.

J'ai donné une idée des principaux établissemens de ce genre en Angleterre. Permettez

maintenant que, pour vous faire juger ces établissemens, comparativement aux nôtres, je
vous entretienne de ceux-ci. Permettez également, messieurs, que je vous rappelle les améliorations faites dans le service dont je suis
chargé, et que je vous indique celles dont il
me paraît encore susceptible.

DES MAISONS D'ALIÉNÉS EN FRANCE.

CHAPITRE Ier.

DÉTAILS GÉNÉRAUX SUR CES MAISONS.

En France, vous le savez, messieurs, on a pensé bien tard à ouvrir des maisons pour le traitement des aliénés; et quoique dès le commencement du dix-septième siècle, on trouve des traces de l'intérêt qu'inspiraient les insensés, à peine cinquante années se sont-elles écoulées depuis que l'attention a été spécialement appelée sur cette question tout à la fois de morale et d'économie politique. Ce serait à tort cependant qu'on se fonderait sur l'absence d'établissemens spéciaux pour accuser nos ancêtres d'avoir été indifférens à la plus grande des infirmités humaines; ce qui peut en quelque sorte excuser, sinon justifier, l'espèce d'abandon dans lequel les fous étaient laissés, c'est que, pendant long-temps, l'aliénation mentale fut considérée comme une maladie au traitement de laquelle les secours de l'art et les médicamens étaient inutiles. Alors on croyait avoir rempli les devoirs qu'imposent les liens du sang ou ceux de l'amitié quand on avait placé un aliéné, non dans une maison pour y être traité, mais dans un lieu isolé, pour qu'il fût à l'abri de la dérision, ou soustrait à la brutale curiosité d'un peuple ignorant et superstitieux.

Vincent de Paule, ce digne apôtre de l'Évangile, fut le premier parmi nous qui prêcha avec enthousiasme en faveur de ces infortunés : dès lors ils commencèrent à être admis dans les hôpitaux, où toutefois encore ils étaient bien loin de recevoir les secours que réclamait leur état.

Mais si, durant de longues années, les aliénés sont restés dans un abandon presque complet, il n'en est plus de même aujourd'hui que la sollicitude la plus éclairée veille sur leur sort. Les préjugés contre le traitement de l'aliénation mentale ont disparu depuis que l'expérience a démontré victorieusement que si la médecine ne peut, dans tous les cas, guérir cette maladie, elle peut toujours du moins en affaiblir la violence, et que la plupart de ces malheureux, qui naguère encore auraient été perdus pour leurs parens, pour le monde, pour eux-mêmes enfin, sont de nos jours rendus à la raison, et par suite à la société.

Le premier pas vers l'amélioration, ou plutôt vers la création d'un traitement médical convenable, est dû tout entier à Tenon qui, dans un mémoire publié en 1786, attira l'attention d'un grand nombre de philanthropes. A la tête de ceux-ci, messieurs, on doit placer le vénérable la Rochefoucauld, qui a pris une part si active aux travaux dont vous ne cessez de vous occuper. En 1791, ce citoyen vertueux fit à l'Assemblée constituante un rapport par lequel il dévoila l'état misérable où languissaient les aliénés, et quoiqu'en ces temps difficiles les dangers de la patrie fissent négliger les besoins de la plupart de ses enfans, les plaintes de cet ami de l'humanité furent entendues. Quelques années après, on établit, à l'hôpital général, des loges exclusivement destinées aux femmes insensées ; mais ces loges peuvent à bon droit aujourd'hui être regardées comme un monument de barbarie : basses, humides, froides, construites sur des lignes trop rapprochées les unes des autres pour que les courans d'air puissent s'établir convenablement ; sans moyen de chauffage ; enfin fermées de murs épais comme ceux des forteresses et des cachots, elles attesteront long-temps, en les comparant avec nos constructions nouvelles, et si le marteau

n'en fait justice, quelles améliorations la science
et la philanthropie ont introduites depuis peu
dans les établissemens consacrés à l'aliénation
mentale.

Dans les années qui suivirent le rapport de
la Rochefoucauld, et que signala la violente
explosion de nos troubles politiques, on crut
remarquer que l'aliénation mentale était devenue plus fréquente; mais, tout en recon-
naissant que les graves événemens qui se
passèrent alors durent occasioner une per-
turbation morale dans toutes les classes de
la société, j'ajouterai qu'il serait inexact
de les considérer comme la cause unique du
nombre progressif apparent des aliénés. Mon
confrère, le docteur Esquirol, a clairement
démontré cette vérité dans l'un de ses mémoires. En effet, jusqu'alors on s'était fort
peu occupé des aliénés, soit parce que, ainsi
que je viens de le dire, la folie était regardée
comme incurable, soit parce qu'on attachait une
espèce de honte à cette cruelle maladie; mais
quand, par la disparition de beaucoup de préjugés, on se fut persuadé que l'aliénation mentale n'était point une maladie aussi honteuse
que les siècles d'ignorance l'avaient fait pré-
sumer, et que, dans beaucoup de cas, elle

n'était qu'accidentelle et momentanée, un grand nombre d'insensés furent avoués par les familles, soumis à un traitement médical, et dès lors compris dans les relevés statistiques ayant l'aliénation mentale pour objet.

Quoi qu'il en soit, dès l'année 1802, la difficulté de traiter convenablement les aliénés à l'Hôtel-Dieu détermina le gouvernement à les placer provisoirement à Charenton, d'où, après un séjour de trois mois, les incurables étaient envoyés, selon leur sexe, soit à Bicêtre, soit à la Salpêtrière. Plus tard ces deux derniers établissemens devinrent les seuls lieux de dépôt pour les insensés, soit qu'ils présentassent des chances de guérison, soit qu'ils fussent reconnus incurables. Ces hospices reçurent alors de notables améliorations. Elles seront indiquées plus loin, en faisant mention des établissemens d'aliénés du département de la Seine. Il me suffira de dire ici que, grâce à l'impulsion donnée par Pinel, et aux soins éclairés des médecins qui firent l'application de ses préceptes, la proportion dans le nombre des guérisons fit des progrès aussi heureux que rapides dans les hôpitaux de Paris. Cet exemple détermina une utile amélioration dans quelques parties de la France, et cependant il n'existe aujour-

d'hui encore qu'un bien petit nombre d'établissemens spéciaux pour le traitement de la folie.

Dans un mémoire présenté en 1819 au ministre de l'intérieur, M. Esquirol, dont le zèle
pour le bien-être des aliénés ne s'est jamais
ralenti, exprime le vœu qu'un asile pour ces
malades soit élevé dans les villes où siégent les
cours royales. Le nombre des maisons restant à
construire pour remplir ce but n'était alors que
de huit, et les raisonnemens sur lesquels l'auteur
appuie sa proposition frappent tellement par
leur évidence, qu'on aurait lieu de s'étonner que
le gouvernement n'ait pas encore exécuté ce
projet, sans les circonstances difficiles dans
lesquelles il s'est trouvé placé. Cette amélioration est d'autant plus désirable que, de ce défaut
d'établissemens spéciaux, il résulte les inconvéniens les plus graves. Dans ceux qui reçoivent
indistinctement toutes sortes de malades, les
aliénés sont placés, presque généralement, dans
des loges humides, sombres et d'une malpro-
preté révoltante; les portes et les fenêtres sont
chargées de fer, et leur aspect offre quelque
chose d'effrayant. Les lits sont ordinairement
scellés dans le mur et tout à fait impropres à la
répression des fous furieux. Quand on est obligé
de fixer un malade sur son lit, l'on a recours à

d'énormes anneaux de fer, disposés à cet effet dans le mur. Enfin, dans quelques localités, on fixe ces malheureux auprès de la muraille ou d'un pieu auquel on les attache debout par le moyen d'une sangle.

Dans les prisons, le sort des aliénés est encore plus déplorable, car ils y sont continuellement exposés aux railleries des misérables qui peuplent ces établissemens, et qui, pour la plupart, se font un jeu cruel du délire de ces infortunés. C'est probablement à la suite du mémoire de M. Esquirol, qu'une circulaire ministérielle, en date du 16 juillet 1819, a prescrit d'abandonner partout les cellules souterraines destinées aux insensés, soit dans les hospices, soit dans les prisons. Malheureusement cet ordre n'a pas été ponctuellement exécuté; et ce qui aggrave encore la situation des aliénés, c'est que placés ainsi, par simple mesure de police et dans l'intérêt de la sûreté publique, ils restent privés du traitement nécessaire à leur guérison. Il y a plus : dans quelques lieux où il existe des établissemens pour le traitement des aliénés, on diffère leur admission jusqu'après leur interdiction. Une personne digne de foi a vu, dans une prison du département de la Seine-Inférieure, à la proximité du bel établissement de Saint-Yon, à Rouen, un malheureux enchaîné dans un cachot, attendant l'interdiction que l'on poursuivait contre lui ; c'est à dire qu'on le faisait déclarer incurable avant d'avoir tenté les moyens curatifs qui auraient pu le rendre à la raison.

Les établissemens spéciaux eux-mêmes, n'étant pas construits sur un plan général, sont loin d'offrir toutes les convenances désirables pour le traitement des individus auxquels ils sont destinés. J'aurai occasion de revenir sur ce sujet dans le cours de cet écrit, et de signaler quelques uns des vices qui existent encore. Avec le temps, ils disparaîtront sans doute, et un jour nous pourrons citer comme modèles nos établissemens pour le traitement des aliénés, de même que nous avons le droit de placer les médecins français au premier rang parmi les hommes qui ont fait faire un si grand pas au traitement de l'aliénation mentale. A Tenon, dont j'ai déjà rappelé les éminens services, j'ajouterai Thouret, Amar de Lyon, et surtout le savant Pinel, à qui il était réservé de faire sur le traitement de la folie une réforme complète dans les institutions et dans les esprits. Les préceptes qu'il a donnés, et dont quelques uns de ses élèves ont fait un si bon usage, peuvent servir aujourd'hui encore de règle de conduite aux médecins et aux administrateurs qui dirigent des hôpitaux d'aliénés.

Mais s'il appartient à Pinel d'avoir donné parmi nous cette impulsion efficace, la réalisation de ses vues bienfaisantes doit vous mériter, messieurs, la reconnaissance de tous ceux qui s'intéressent au bien-être de l'humanité. Il serait également impossible de passer sous silence les services personnels de M. Desportes, auquel vous avez plus particulièrement délégué les soins administratifs à donner aux aliénés, et qui a rempli vos vues avec un zèle et une persévérance dignes des plus grands éloges, soit par les conseils qu'il a consignés dans ses écrits, soit par une foule d'applications utiles.

Maintenant, messieurs, passons en revue les établissemens où sont reçus les aliénés en France : quelque incomplets que soient les renseignemens que nous possédons à ce sujet, ils suffiront, je pense, pour vous faire apprécier, ainsi qu'à l'autorité supérieure, dont chacun de vous est si à portée d'éclairer la sollicitude, l'état de pénurie dans lequel se trouve cette branche si importante de l'administration publique. Vos avis officieux seraient d'autant mieux reçus que déjà le gouvernement semble devancer nos vœux, et je n'en citerai pour preuve que l'obligeance avec laquelle M. le ministre de l'intérieur a bien voulu mettre à ma disposition le document officiel que vous trouverez à la fin de ce rapport : c'est un résumé synoptique des réponses faites par les préfets aux questions contenues dans la circulaire du 14 septembre 1833. Mais, je le répète, ces documens sont loin d'être complets ; car, d'une part, les questions n'appelaient pas l'attention sur tout ce qui concerne les aliénés, et, de l'autre, beaucoup de préfets ont omis de répondre à quelques unes, entre autres, à celles si importantes qui avaient pour but d'indiquer la nature des établissemens dans lesquels les aliénés sont reçus, la différence des sexes, les causes principales de l'aliénation, etc. ; mais, sur ce dernier point, le silence des préfets et même celui de la plupart de nos confrères, s'expliquent facilement par l'extrême difficulté que l'on éprouve à déterminer ces causes, et aussi parce que c'est pour la première fois que ces renseignemens ont été demandés. Quoi qu'il en soit, afin de suppléer en partie aux renseignemens qui manquent dans ce travail, je vais avoir l'honneur de vous communiquer ceux que j'ai obtenus, soit par ma correspondance particulière, soit par la communication que la Société des établissemens charitables de la capitale a bien voulu me faire des nombreux matériaux que ses correspondans lui ont procurés. Ces derniers renseignemens, quoique privés du caractère officiel dont les premiers sont revêtus, méritent cependant une grande confiance, ayant été transmis par les autorités locales, ou par les chefs et médecins des divers établissemens auxquels ils sont relatifs. Aujourd'hui, d'ailleurs, que vous avez décidé, messieurs, que notre rapport serait imprimé, il y aurait encore de l'utilité à vous soumettre ces matériaux, lors même qu'il pourrait s'y être glissé quelques inexactitudes, car c'est à la libre critique et à la publicité que les établissemens charitables doivent chez nos voisins leur accroissement et leur prospérité remarquables.

Arriége.

Le dépôt de mendicité établi à Saint-Lizier reçoit tous les aliénés du département de l'Arriége. Comme ils sont presque tous indigens, le traitement y est gratuit ; pour les autres, le prix de la pension est fixé par le préfet suivant les ressources de chacun : toutefois, le prix de la plus forte est de deux cents francs. Comme moyen de répression, on emploie la camisole, les entraves aux pieds, les chaînes et les menottes. La nourriture se compose de soupe et légumes frais, et, deux jours de la semaine, les malades reçoivent, en outre, une portion de viande. Les pensionnaires et les octogénaires seuls ont une ration de vin d'un décilitre et demi. Les aliénés sont visités tous les jours par le médecin attaché à l'établissement, et la surveillance et le service de ces infortunés sont confiés à des employés spéciaux, sous la conduite du directeur de la maison. Chaque quartier a un promenoir et un chauffoir : les aliénés non dangereux jouissent de toute liberté dans de grands promenoirs ; ils sont tous logés dans un bâtiment isolé et à un seul étage. L'admission est ordonnée par le préfet, ainsi que la sortie, qui a lieu, pour les individus guéris, sur un rapport du directeur, et, pour ceux qui n'ont point obtenu leur guérison, sur la réclamation de la famille.

Bouches-du-Rhône.

Il existe deux hospices publics pour les aliénés à Marseille. Le premier et le plus ancien est l'hospice Saint-Lazare ; il était jadis consacré aux lépreux : ce n'est qu'en 1600 qu'on y plaça les aliénés, qui jusqu'alors n'étaient soignés que dans des maisons particulières. Cet hospice est indigne d'une grande ville : il n'offre qu'un amas de loges ou plutôt de cachots obscurs, fétides et sans air ; les cours sont tristes et étroites ; les aliénés sont pêle-mêle, sans autre division que celle des hommes et des femmes. La quantité d'aliénés augmentant, l'administration des hôpitaux s'est vue dans la nécessité de répartir une partie de ces malheureux à l'hospice *Saint-Joseph*. On a laissé à Saint-Lazare les aliénés furieux, méchans, et on a placé à Saint-Joseph les épileptiques aliénés et non aliénés, ainsi que les aliénés tranquilles. L'hospice Saint-Joseph, quoique moins dégradé, moins triste que Saint-Lazare, est cependant loin de réunir tout ce que réclame un hôpital d'aliénés : il contient environ cent malades, et Saint-Lazare à peu près le même nombre, hommes et femmes.

Ces deux hospices, desservis par des re

ligieuses hospitalières, dépendent de la commission administrative des hospices, dont les
membres sont choisis parmi les hommes les
plus distingués de cette ville.

M. Lantard est, depuis une vingtaine d'années, médecin de l'hôpital Saint-Lazare.

M. Guiaud, directeur propriétaire du seul
établissement particulier pour les aliénés que
possède Marseille, est médecin de l'hospice
Saint-Joseph.

Le conseil municipal a décidé, il y a quelques années, de transporter les aliénés des hospices publics dans un local à construire dans
le quartier Saint-Pierre, à une demi-lieue de
Marseille. Cet établissement nécessitera une
dépense d'environ six cent mille francs.

A Aix, les aliénés sont reçus dans un local
spécial dépendant de l'hospice. Son exposition
est fort agréable pour l'hiver; mais, dans l'été,
la chaleur est très incommode. On y admet les
aliénés des départemens des Bouches-du-
Rhône, du Var et des Basses Alpes, qui tous
concourent à son entretien. Les malades qui
ont quelques ressources paient une pension
de trois cents francs; mais, comme ce prix
est insuffisant, il n'y a qu'un seul médecin et
deux infirmiers pour le service de cette mai-

son, qui renferme deux cents individus. Aussi les aliénés y sont-ils mal soignés, mal nourris, mal couchés, et ne reçoivent-ils aucun soin moral ; tous y sont confondus, sans autre distinction que celle des sexes. Aucune amélioration n'a été faite, depuis long-temps, à cet hospice, et rien n'annonce que l'on soit dans l'intention d'y en apporter.

Côtes-du-Nord.

Dans ce département, quatre maisons reçoivent des aliénés : la prison de Loudéac, celle de Guingamp, l'établissement spécial de Saint-Aubin-des-Bois, près Lamballe, et celui de Saint-Brieuc. A Loudéac, les aliénés sont soumis au même régime que les détenus, et ne sont l'objet d'aucun soin particulier : ils sont logés séparément dans des cachots. A Guingamp, pour contenir les furieux, on emploie les chaînes, les fers et les menottes : ce sont les seuls moyens de répression donnés au concierge de cette prison. La nourriture des aliénés est la même que celle des prisonniers : deux fois par jour de la soupe, trois fois la semaine de la viande, dans la proportion de deux kilogrammes pour vingt-cinq hommes ; les quatre autres jours, ils reçoivent des légumes. Ils logent pêle-mêle avec les autres détenus, excepté dans le cas où leur isolement est jugé indispensable; mais ils ont des cours vastes et aérées, où ils se réunissent pendant le jour.

Tous les indigens sont reçus gratuitement à Saint-Aubin-des-Bois : les personnes aisées paient une pension qui varie de trois à huit cents francs. La nourriture est distribuée trois fois le jour, et se compose de légumes et de viande : tous les aliénés reçoivent du pain de même qualité; la boisson ordinaire est du cidre coupé avec de l'eau; elle est donnée à discrétion aux malades, en se conformant toutefois, dans les cas particuliers, aux prescriptions des médecins de l'établissement, qui visitent deux fois par jour les malheureux confiés à leurs soins. Une cour spacieuse, mais unique, et par conséquent insuffisante, sert de promenoir. Cette cour, d'où les aliénés ont une vue très agréable, établit une communication avec deux réfectoires, qui, dans les mauvais temps, deviennent des salles de réunion, dans lesquelles sont entretenus des calorifères quand la saison l'exige. Les bâtimens sont élevés d'un étage au dessus du rez-de-chaussée. Il n'y a pas de salle de bains, et les douches sont distribuées sans appareil. La surveillance, la direction et le service des aliénés sont confiés à des frères hospitaliers de Saint-Jean-de-Dieu, qui, tour à tour, veillent dans les dortoirs pendant la nuit.

Pour l'admission des aliénés, on exige l'acte de naissance, les plus amples renseignemens possibles sur les causes, les progrès et les époques de l'invasion de la maladie, et enfin l'acte d'interdiction, ou, à défaut, le certificat d'un médecin attestant l'existence de la folie. La sortie n'a lieu qu'après guérison bien constatée, ou bien quand l'aliéné est réclamé par sa famille avant que l'interdiction ait été prononcée.

Ce n'est que depuis 1832 que Saint-Brieuc possède un établissement spécial pour le traitement de l'aliénation mentale, encore est-il exclusivement réservé aux femmes. Il se compose d'un rez-de-chaussée et d'un premier étage; mais, comme il n'a point assez d'étendue, on a été obligé de placer quelques malades sous les combles, où elles ont à souffrir de l'intempérie des saisons. Sur les côtés de l'édifice, il règne des galeries soutenues par des colonnes en granit, et qui servent de promenoirs. La situation de cette maison est des plus agréables, et tout ce qui l'environne est de nature à récréer la vue. La nourriture est bonne et suffisante : elle se compose ordinairement de potages gras, de viande trois fois la semaine et de légumes frais. La boisson ordinaire est de l'eau, à moins qu'un état d'indisposition n'exige qu'on y ajoute un peu de vin. La direction et le service sont confiés à des religieuses, sous la surveillance immédiate des administrateurs. Les aliénées reçoivent les soins des médecins et des chirurgiens de l'hôpital, et nous devons nous empresser d'ajouter que ces deux hommes généreux n'ont pour tout salaire que la considération générale dont ils jouissent à tant de titres. Les pensionnaires sont admises directement par l'administration de l'hospice; celles qui sont au compte du département ne sont reçues que sur la décision du préfet. Les sorties ont lieu soit par l'ordre du médecin, si la guérison est confirmée, soit sur la réclamation des familles, si aucun obstacle ne s'y oppose. Au mois de juillet de l'année dernière, il y avait trente-quatre aliénées dans l'établissement de Saint-Brieuc, dont vingt-trois incurables et onze en traitement. Quant aux hommes attaqués de la même maladie, ils sont déposés dans la prison, et ensuite dirigés sur l'hospice : leur nourriture est la même que celle des détenus.

Eure-et-Loir.

A Nogent-le-Rotrou, les aliénés sont placés dans la prison de la ville, en attendant qu'ils puissent être admis dans un établissement spécial, pour y recevoir les soins et le traitement que leur état exige : toutefois on n'y peut être reçu que sur la réquisition des maires de l'arrondissement, quand les parens sont hors d'état de se charger du paiement de la pension. Les aliénés sont, au reste, soumis au même régime alimentaire que les prisonniers, soupe, pain et eau; pour promenoir, ils n'ont qu'une petite cour séparée de celles des autres détenus par une grille en bois. Pour leur sortie, la seule formalité à remplir est d'obtenir un certificat qui constate la guérison.

J'ai vu moi-même à Chartres, il y a deux ou trois ans, plusieurs aliénés placés, ou plutôt abandonnés, dans la prison de cette ville.

Gard.

A Nîmes, on a construit, en forme de cloître, un quartier pour les femmes aliénées.

Haute-Garonne.

A Toulouse, on a retiré les aliénés des prisons. Un service médical a été organisé, et la direction en a été confiée à un médecin habile, le docteur Delaye ; des constructions nouvelles ont été faites, et les cours convenablement divisées. En somme, les malades y sont bien, quoique la disposition par étage, les escaliers, les vieux bâtimens dont on a tiré parti laissent beaucoup à désirer, comme nous l'a assuré le docteur Calmeil, auquel nous devons une partie des renseignemens que nous possédons sur les établissemens d'aliénés dans le midi de la France.

Il y a aussi à Toulouse un pensionnat d'aliénés pour les personnes riches.

Gironde.

L'article concernant ce département m'a été transmis par mon honorable confrère, le docteur Dutrouille, médecin de Bordeaux, mon ancien condisciple et ami.

«Le département de la Gironde possède deux hospices d'aliénés, l'un à Bordeaux, et l'autre à Cadillac, petite ville, sur la rive droite de la

Garonne, à quatre lieues de Bordeaux. Avant la révolution, les aliénés de cette ville étaient répartis dans deux maisons, l'une dite *Couvent de Force*, et l'autre des *Enfans-Trouvés.*

Dans ces deux établissemens, les aliénés étaient placés dans de petites loges séparées, malpropres, et n'avaient pour se promener, lorsqu'ils n'étaient pas trop furieux, qu'une petite cour. Comme la folie était réputée incurable, les malheureux y étaient abandonnés aux seules ressources de la nature; tout au plus leur faisait-on quelques saignées ou prendre un purgatif.

En 1803, les aliénés de ces deux maisons furent réunis en une seule : le *Couvent de Force*, qui fut entièrement reconstruit. Les aliénés sont divisés en payans et non payans; toutes les loges sont placées autour d'un carré long, à peu près dans le genre du bâtiment neuf que l'on a construit à la Salpêtrière pour les aliénés. Au milieu est un parterre, et au pourtour de beaux arbres. Chaque classe d'aliénés a un réfectoire commun, et la plus grande punition qu'on puisse infliger à un aliéné, c'est de le priver de manger au réfectoire. Pendant tout le temps du repas, une sœur fait la lecture, et il est bien rare qu'elle soit troublée pendant toute sa durée. Un assez grand nombre d'aliénés non payans couchent dans un dortoir commun, sans que jamais la tranquillité en ait souffert.

Les payans ont des chambres si commodes qu'ils se croient chez eux ; elles sont situées autour d'un vaste jardin garni de beaux tilleuls : il est rare qu'ils touchent aux fleurs ou qu'ils dégradent les arbres.

Toutes ces améliorations sont le résultat, 1° des soins médicaux, qui consistent principalement en saignées, bains, douches, boissons tempérantes et purgatifs lorsque le cas l'exige ; d'ailleurs point de traitement particulier, et encore moins d'empirisme ;

2°. D'une nourriture saine et appropriée à l'état des malades ;

3°. De l'emploi des moyens moraux, c'est à dire de l'ordre, de la discipline, et surtout de la douceur et de la justice avec lesquelles les malheureux malades doivent être gouvernés. Ils sont soignés par des sœurs de la Charité de la congrégation de Nevers. Lorsque le *Couvent de Force* fut reconstruit en 1803, il y avait à la tête de cette communauté une femme du premier mérite ; c'est elle qui forma ses compagnes à prendre ce ton de fermeté et de douceur qui fait que chacun de ces infortunés les regarde comme son ange tutélaire. Il est rare que même les plus furieux n'obéissent pas lorsqu'elles parlent; en un mot, et c'est une justice à leur rendre, si depuis trente ans le sort de ces malades est aussi notablement amélioré, c'est en partie aux soins assidus qu'elles ne cessent de leur prodiguer qu'ils en sont redevables.

L'hospice de Cadillac fut fondé en 1617; le nombre des aliénés qu'il recevait dans le principe était peu considérable, mais depuis trente ans il a pris un grand accroissement; en ce moment, il contient cent cinquante aliénés; et lorsque les travaux que l'on y fait seront achevés, il pourra en contenir cinquante ou soixante de plus. Le local où il est situé est vaste et bien aéré; les malades sont soignés par des sœurs de la Sagesse; le traitement est le même que dans tous les autres hôpitaux de ce genre; mais on n'y est pas encore parvenu, comme à celui de Bordeaux, à les faire coucher en dortoir et manger en réfectoire. »

Hérault.

A Montpellier, on a assigné un des quartiers

de l'hospice aux aliénés des deux sexes. Le
traitement y est gratuit pour tous les indigens;
les personnes aisées paient quatre cents francs
de pension quand elles appartiennent au département dont Montpellier est le chef-lieu,
et six cents francs quand elles arrivent des
autres départemens. Cependant, on réduit
quelquefois cette dernière somme, quand
les individus n'ont pas les ressources suffisantes. Les moyens de répression sont la
camisole de toile, les courroies en cuir et le
fauteuil de force. On ne fait point usage de
menottes ni de chaînes. M. Rech, professeur de
l'école, est chargé du traitement des aliénés, et
s'acquitte de ce devoir avec un dévouement auquel les journaux scientifiques ont eu souvent
occasion de rendre justice. La surveillance appartient à la commission des hospices et au
préfet; la direction aux sœurs qui desservent
l'hôpital général : deux d'entre elles sont affectées à ce service particulier. Des salles de
bains, des douches, des cours, promenoirs et
chauffoirs sont assignés à chaque sexe. Pour
l'admission des aliénés on exige un jugement
d'interdiction, et à défaut un commencement
de procédure, l'avis d'un conseil de famille, et
la demande par écrit des plus proches parens

avec le certificat motivé d'un médecin. Il n'est pas inutile de faire remarquer que nulle part ailleurs la séquestration des aliénés n'est entourée de plus de garanties. Quant aux sorties, elles ont lieu dès que le médecin a constaté la guérison.

La maison des aliénés à Montpellier est une dépendance du dépôt de police institué pour subvenir au dépôt de mendicité supprimé en 1819. Le département paie pour les indigens cent quatre vingts francs par an. On en comptait vingt-deux lors de l'établissement de cette maison ; le nombre était de cent cinquante-six au mois d'août 1833.

Ille-et-Vilaine.

L'établissement *spécial* de Saint-Méen, à Rennes, est destiné aux fous et aux épileptiques. Les malades ne sont soumis à un traitement que sur la demande des familles et à la charge par elles d'en payer tous les frais. Le traitement des autres maladies n'est gratuit que pour les pensionnaires payant trois cents francs et au dessous. Les personnes aisées paient de quatre à huit cents francs, et même quelquefois au dessus de cette dernière somme. On emploie ordinairement, comme moyen de répression, la camisole de force, et des brodequins à l'aide desquels on fixe le malade dans son lit. On fait rarement usage de liens aux pieds ou aux mains, et jamais on ne se sert de chaînes ni de fers. Cependant nous ne pouvons taire que les fous furieux ou malpropres étaient encore, il y a quelques années, renfermés dans de véritables cages. Ces cages, formées de petites barres de bois disposées en claire-voie sur toutes les faces, étaient posées dans de grandes salles : au travers des barreaux, on jetait la paille et les alimens à ces infortunés. Les furieux sont sous une double porte.

Les autres aliénés sont réunis par chambrée de dix individus dans des bâtimens à deux et même à trois étages. Tous les pensionnaires vivent séparément; ceux dont le département paie la pension mangent dans un réfectoire commun. La surveillance de la maison est confiée à l'économe, et le service est fait par neuf sœurs de la Charité. Les demandes sont adressées à la commission des hospices, qui ordonne, s'il y a lieu, l'admission provisoire pour trois mois. Après ce délai, les aliénés sont rendus à leurs familles, si l'interdiction n'a pas été prononcée, ou si elles les réclament. A la fin de juillet de l'année dernière, on comptait à Saint-Méen cent soixante-quinze aliénés des deux sexes; et sur ce nombre, il y en avait cent soixante-huit dont l'incurabilité était certaine.

Indre-et-Loire.

Dans la ville de Tours, tout est à faire relativement aux secours à donner aux aliénés. C'est l'une des villes de France qui, sous ce rapport, réclament le plus l'attention de l'autorité.

Loire-Inférieure.

Un établissement consacré à l'aliénation mentale a été ajouté comme annexe à l'hôpital général de Nantes; mais de même que la cinquième division de l'hospice de Bicêtre, ce service ne dépend de l'hôpital général que sous le rapport de l'administration supérieure. La direction médicale en est confiée à M. Bouchet, élève distingué des hôpitaux de Paris, et qui s'est livré sous nos yeux à l'étude spéciale des maladies nerveuses. Le surplus des individus atteints de folie, et qui ne peuvent être admis à l'hôpital général, est placé, soit dans des hospices où des quartiers séparés leur sont assignés, soit dans des maisons de force ou de détention, soit enfin dans des dépôts de mendicité : ces infortunés sont donc souvent confondus avec des malfaiteurs et des gens sans aveu.

Loiret.

A Orléans, il n'existe point d'établissement spécial pour le traitement de la folie. Ceux qui sont atteints de cette maladie sont reçus à l'hôpital général. Leur nourriture se compose de six onces de viande par jour, excepté les jours maigres, où ils reçoivent des légumes, du pain à discrétion et de l'eau. L'établissement n'ayant aucun des moyens de traitement propres à combattre l'aliénation mentale, les aliénés ne sont visités par le médecin que quand ils sont atteints de maladies accidentelles. L'admission des aliénés a lieu sur la décision du préfet, pour ceux du département, et sur celle du maire pour ceux de la ville. Dans tous les cas, la sortie est prononcée par l'autorité supérieure, d'après la demande du médecin. On construit, dit-on, à Orléans, un hôpital qui offrira très prochainement toutes les ressources exigées pour l'observation et le traitement des maladies mentales.

Maine-et-Loire.

Dans ce département, on compte plus de trois cents aliénés indigens qui sont privés des secours que leur état réclame, faute de localités pour les recevoir, et de fonds pour subvenir à leurs besoins. Beaucoup sont traités dans les hospices, et peut-être encore dans la prison de Saumur; mais n'ayant aucun renseignement exact sur ces établissemens, je vais me borner à parler de ceux du même genre qui existent à Angers, où l'on compte près de deux cents aliénés recevant des secours publics.

Les hospices d'Angers n'ayant point été disposés pour recevoir les aliénés, le local où ils sont placés est tout à fait impropre à cette destination : resserré, mal aéré, sans développement, sans promenoirs ni salle de réunion, chacun de ces établissemens offre peu de ressources pour le traitement de l'aliénation mentale. Tous les fous sont néanmoins logés au rez-de-chaussée : les furieux dans de petites loges isolées, les tranquilles dans des dortoirs communs.

Un aliéné ne peut être admis dans les hospices d'Angers, autres que l'Hôtel-Dieu, sans produire un certificat de médecin constatant qu'il a subi un traitement, et qu'il est reconnu incurable. Quand l'individu est pauvre, on l'admet gratuitement; s'il a des ressources, on lui fait payer une pension proportionnée à ses moyens, et qui varie de trois à sept cents francs. Un ordre du préfet est nécessaire pour les admissions dans les prisons du Château et des Pénitentes, où il n'entre que des fous furieux troublant la tranquillité publique, et pouvant se porter à de graves excès. Le service y est rempli par les concierges, sous la surveillance des médecins attachés à ces prisons. Il n'y a de salles de bains et d'appareils de douches qu'à l'Hôtel-Dieu, où l'on admet les fous susceptibles de guérison. Les autres hospices ne reçoivent que les incurables. Les moyens employés pour contenir les furieux sont les chaînes, les menottes, les liens de toute espèce et les camisoles de force dont les manches sont attachées derrière le dos. A l'hôpital général, la nourriture se compose de viande, légumes, laitage et fruits. La quantité d'alimens n'est pas déterminée; elle est subordonnée aux besoins de chaque malade. Les pauvres ne reçoivent du vin que sur la prescription des médecins. Les aliénés ne sont visités tous les jours qu'en cas de maladie. Le service est confié à des sœurs hospitalières, qui ont sous leurs ordres des infirmiers et des domestiques. La plus grande partie des fous admis dans les hospices n'étant point interdits, on les rend à leurs familles dès que celles-ci en forment la demande, qu'ils soient ou non guéris.

En résumé, la situation des aliénés est déplorable dans le département de Maine-et-Loire. A l'exception du très petit nombre de ceux qui sont placés à l'hôpital, le reste est abandonné, ou plutôt traité comme des bêtes brutes, de la fureur desquelles on cherche uniquement à se garantir.

Quelques personnes, mues par des sentimens de philanthropie, ont formé une société pour élever un hôpital d'aliénés; elles ont fait un fonds commun qui pourrait couvrir une grande partie de la dépense nécessaire. Cette société compte dans son sein le maire, le recteur de l'académie, un député, trois médecins, un architecte, un conseiller à la cour royale, et le directeur du dépôt de mendicité. Elle a présenté au conseil général du département le plan de l'établissement qu'elle projette d'élever, et a offert de se charger de tous les aliénés, moyennant 1° une somme pour frais de premier établissement; 2° une somme annuelle pour l'entretien, à raison de cinq cents francs par malade; 3° un local qu'elle se chargerait d'accommoder à tous les besoins du service; mais le conseil général, pressé à ce qu'il paraît par des nécessités plus urgentes, a renvoyé l'allocation des fonds à une autre session *.

Marne (Haute).

L'hospice central du département de la Haute-Marne est situé à Saint-Dizier, ville de 7,000 ames, sur la Marne.

Les bâtimens de cet hospice, dont la destination première était un dépôt de mendicité, sont vastes et bien disposés. D'immenses jardins, attachés à la maison, contribuent à la sa-

---

* Je viens d'apprendre par M. Mirault, médecin d'Angers, et l'un des fondateurs de cette honorable entreprise, que le Conseil général, dans sa session de 1834, avait accédé aux propositions faites par la Société dont nous venons de parler. L'abbaye de Saint-Nicolas est affectée à la fondation d'un établissement d'aliénés. La pension des aliénés indigens a été fixée à 450 fr. par an, et cette maison pourra, en outre, recevoir des pensionnaires à un prix plus élevé.

lubrité et à l'agrément. L'hospice occupe une île entièrement isolée , formée par les bras de la rivière. L'humidité résultant de l'abondance des eaux et de leur proximité est peut-être la seule condition défavorable qu'il présente.

On y reçoit les incurables, les aliénés, les épileptiques , et quelques vieillards indigens. La population moyenne des deux sexes varie de 400 à 500 individus. Les aliénés y dominent ; et une particularité digne de remarque est que l'arrondissement de Langres , situé sur un des plateaux les plus élevés de la France , en fournit à lui seul plus que les trois autres du département. La monomanie religieuse, surtout dans la circonscription de Langres , est le genre de folie le plus ordinaire.

Cette maison est dirigée par les soins des sœurs de Saint-Charles, sous la surveillance d'une commission formée des habitans les plus notables de la ville. M. Guillemain en est le médecin. Les efforts de ce praticien éclairé, pour obtenir de l'administration du département les améliorations que la maison réclame, ont été accueillis jusqu'ici avec faveur ; et la sollicitude du conseil général pour cet établissement l'a placé au rang des plus utiles de ceux de même espèce que possède la France.

Nord.

A Dunkerque, l'hospice civil, peu étendu, mal doté, et presque entièrement à la charge de la commune, n'a point de section pour recevoir les aliénés. Ils sont conduits à la prison de la ville.

Là, pour contenir les furieux, on emploie la camisole ; quelquefois on les isole, mais jamais on ne se sert de chaînes ou de moyens violens pour les maîtriser. Soumis au régime de la prison, ils reçoivent pour toute nourriture une livre et demie de pain et de la soupe. L'eau est leur seule boisson ; ils sont visités par les médecins ordinaires du lieu qu'ils habitent. Les aliénés sont reçus sur l'ordre de l'autorité administrative ou judiciaire, ou, en cas d'urgence, par mesure de police. Dans tous les cas, c'est l'autorité qui a ordonné la détention qui autorise la sortie. *Quand il y a un jugement d'interdiction*, les aliénés, sur la demande des familles, sont admis à l'hospice spécial d'Armentières, où les communes qui ont des ressources paient la pension des fous indigens. Les individus qui ont obtenu leur guérison sont rendus à la liberté après une enquête de notoriété faite dans la maison d'arrêt, et un avis motivé des médecins.

Au mois de juillet de l'année dernière, on ne comptait que quatre individus atteints de folie dans la prison de Dunkerque.

A Lille, on ne reçoit que des femmes dans l'asile destiné au traitement de l'aliénation mentale. On place dans des cachots souterrains celles dont la folie est furieuse. La maison est entièrement voûtée, et tenue avec beaucoup de propreté.

Pas-de-Calais.

Ce département possède deux établissemens où sont admis les aliénés ; l'un spécial, à Saint-Venant ; l'autre à Saint-Omer, dans un quartier séparé d'un hospice, qui est du reste uniquement consacré aux enfans orphelins des deux sexes. A Saint-Venant, où les hommes et les femmes aliénés sont admis, le traitement n'est point gratuit ; il est à la charge des familles, des communes, des établissemens charitables, ou enfin du département, selon la position sociale de l'aliéné. Le minimum de la pension de première classe est de six cents francs ; celui de la deuxième est de trois cent soixante-cinq

francs. Les aliénés font deux repas, l'un à dix
heures du matin, l'autre à trois heures et demie
du soir. Le dîner se compose de soupe, viande,
légumes et pain, dans la quantité prescrite par
le médecin. Le souper est servi en légumes.
Tous les malades mangent à des tables communes ; mais cependant chaque table est affectée à tel ou tel caractère de délire. La boisson,
au repas, est de la bière forte ; aux autres mo-
mens de la journée, on donne de l'eau d'orge.
Cette maison est parfaitement bien tenue ;
tous les jours, le médecin fait sa visite ; il y a
des salles de bains, des douches, des promenoirs en plein air et d'autres couverts, salles
de réunions, chauffoirs par quartiers. Chaque
aliéné a sa chambre particulière dans le quartier affecté à sa maladie, et chaque quartier
a un grand corridor bien aéré. La plupart
des bâtimens ont deux étages. Les admissions
et les sorties sont autorisées par le préfet,
aussi bien pour les individus guéris comme pour
ceux qui ne le sont pas. Au mois d'août 1833,
on comptait cent quatre-vingt-dix aliénés à
Saint-Venant.

Quant aux enfans aliénés qui sont admis à
l'hospice général de Saint-Omer, ils sont traités
de la même manière que les autres orphelins.

Sur une population de cent soixante enfans environ, de l'âge de douze à dix-huit ans, on compte ordinairement six aliénés.

Hautes-Pyrénées.

Dans l'hospice de Tarbes on n'admet qu'une seule classe d'aliénés : ce sont les pensionnaires qui paient, sans distinction, de trois à quatre cents francs par an. Les aliénés font deux repas, l'un à dix heures du matin, l'autre à quatre heures du soir : ils se composent d'une soupe, d'un peu de viande ou de légumes, d'une demi-livre de pain bis et d'eau vineuse. Les malades sont visités presque journellement par le médecin attaché à l'hospice. Ils sont logés au rez-de-chaussée; leur dortoir fait partie d'une cour close et plantée d'arbres. Malheureusement on n'y trouve ni salles de bains, ni appareils de douches, etc. Les personnes qui peuvent payer s'adressent à l'administration, qui ordonne l'admission. Quand la famille est pauvre, elle s'adresse au préfet, et celui-ci au conseil général, qui accorde ou refuse la somme exigée par l'hospice. La sortie a lieu, soit après guérison, soit sur la demande des familles; mais dans l'un et l'autre cas, il faut préalablement avoir réglé le compte de la pension.

Rhône.

L'hospice de l'Antiquaille, à Lyon, est situé sur le coteau de Fourvière, et consacré au traitement des aliénés de l'un et de l'autre sexe; mais, ainsi que beaucoup d'autres établissemens du même genre, il contient aussi des épileptiques et même des vénériens. Le bâtiment nouveau, construit en forme de rotonde, et occupé par les femmes, est assez bien disposé; seulement il n'est pas assez vaste pour le nombre des malades qui l'occupent. L'administration vient de faire construire 24 loges nouvelles; mais elles ont le grave inconvénient de ne pouvoir être chauffées. Quant au local des hommes, il laisse beaucoup à désirer. Il faudrait d'autres constructions, afin de pouvoir isoler les malades suivant la nature de la folie. Depuis près de quatre ans, le service médical des aliénés est confié au docteur Botter, auquel sont dues, en grande partie, les améliorations obtenues, et qui a cherché à établir dans cette maison un enseignement sur les maladies nerveuses.

Sarthe.

L'hospice des aliénés qui vient d'être construit au Mans est placé sur un vaste terrain
de nature sablonneuse, à l'extrémité sud-ouest
du Mans, entre la Sarthe et l'Huyne. Il se
compose de huit bâtimens principaux dans
lesquels peuvent être placés deux cents malades
des deux sexes. Ces bâtimens ont la forme de
carrés très allongés; ils sont disposés d'une
manière symétrique et parallèle, séparés par
des cours plantées d'arbres, et réunis au moyen
de galeries couvertes. Ils sont divisés en plusieurs dortoirs pour les aliénés atteints de
maladies accidentelles, pour les paralytiques, etc.

Dans la partie la plus reculée de l'établissement se trouvent vingt loges pour les malades
agités; elles sont voûtées et assez étendues
pour que les lits soient libres et complétement
isolés. Au milieu de la cour principale, qui
sépare le quartier des hommes de celui des
femmes, s'élève un bâtiment à plusieurs étages
pour l'administration, la lingerie, la pharmacie, etc. Plus loin est la chapelle. D'autres
corps de-logis sont destinés aux salles de bains,

aux parloirs, aux bûchers, etc. La direction du service médical est confiée à M. Étoc, élève interne des hôpitaux de Paris, et déjà connu par un fort bon travail sur les maladies nerveuses.

Seine.

Un chapitre entier de ce rapport étant spécialement consacré au service de Bicêtre, je pensais devoir m'abstenir d'en parler ailleurs ; mais, comme je vais m'occuper, dans cet article, des établissemens publics destinés, dans le département de la Seine, au traitement de l'aliénation mentale, je ferai suivre les détails que je donne sur Charenton et la Salpêtrière de quelques chiffres relatifs à la population de Bicêtre et aux rapports qu'elle présente avec celle des autres établissemens, afin qu'on puisse en juger le tableau comparatif.

J'aurais désiré, Messieurs, pouvoir vous offrir des relevés qui vous missent à même de résoudre les questions importantes qui se rattachent à la statistique des aliénés ; mais les états dressés jusqu'à ce jour par l'administration des hospices ne sont pas de nature à donner des résultats satisfaisans, et les bases d'après lesquelles ils sont généralement établis doivent même conduire à de graves erreurs. Ainsi, par exemple, dans les tableaux qui ont paru jusqu'en 1822, les imbécilles et les épileptiques sont confondus, sous le rapport des chances de la guérison, avec les aliénés curables ; et dans les statistiques que l'administration fait établir actuellement à Bicêtre et à la Salpêtrière, les aliénés sont considérés comme incurables, au moment de leur admission, quand ils ont atteint alors l'âge de cinquante ans ; mais, ainsi que vous pourrez le voir, Messieurs, dans le tableau placé page 225 de ce rapport, le nombre des individus reconnus incurables dès leur entrée à l'hospice, et cela parce qu'ils étaient en démence proprement dite ou affectés de paralysie générale, est très élevé, et cependant ces malades, pour la plupart, n'avaient pas encore atteint, en ce moment, leur cinquantième année, tandis que d'autres qui, en raison de leur âge, avaient été réputés incurables, ont cependant été rendus à la raison.

Permettez-moi, Messieurs, d'entrer dans quelques considérations pour motiver l'opinion que je viens d'émettre sur la réserve qu'il faut apporter dans l'usage des documens recueillis dans le mouvement de la population des maisons d'aliénés.

Le but de tout travail statistique doit être de fournir à la science des données précises qui la conduisent à d'incontestables résultats ; mais, pour arriver à ce but, l'on ne saurait apporter une attention trop scrupuleuse, une trop grande discrétion dans le choix des matériaux d'après lesquels ces calculs doivent être établis. Pour exprimer franchement ma pensée dans cette question délicate, je dirai 1° que les relevés relatifs à la masse de la population, au nombre et à l'époque des entrées et des sorties, à la durée moyenne du séjour et au nombre des décès, sont les seuls qui puissent inspirer une entière confiance ; 2° que quelques uns des points sur lesquels des relevés statistiques ont été établis ne sont pour la science que d'un intérêt secondaire, et pourraient, Messieurs, n'en présenter aucun pour vous. Ainsi, on a voulu établir, par des chiffres, quel avait été pour un établissement, comparativement à un autre, le nombre proportionnel des guérisons. Eh bien ! je le déclare, ce calcul ne peut reposer sur aucune base fixe, car les élémens de la population varient suivant les localités. Telle maison destinée au traite-

ment des maladies mentales recevra beaucoup
de manies aiguës ou même d'autres maladies
aiguës accompagnées de délire, si elle est située
loin de grands hôpitaux, ou si dans les hôpitaux qui l'avoisinent quelques habitudes particulières portent à ne pas recevoir les malades
en délire ; tandis que le contraire aura lieu s'il
existe près de cette maison quelque hôpital où
un motif quelconque, l'intérêt scientifique,
par exemple, porte les médecins à vouloir étudier les maladies aiguës du cerveau. A Rouen,
il y a quelques années, aucun malade pouvant
troubler le repos de ses voisins par un délire
bruyant et de quelque durée n'était conservé
dans l'hôpital général; tous étaient envoyés
dans l'hôpital Saint-Yon, destiné aux aliénés.
Le contraire, vous l'avez déjà vu, Messieurs,
a lieu à Paris, et cette circonstance enlève à
nos services d'aliénés la plupart des malades
qui offriraient les chances de guérison les plus
certaines. On pourra nous répondre à cela
qu'il dépend de nous d'empêcher toute erreur
de ce genre en signalant avec exactitude, dès
leur entrée, l'état des malades qui nous sont
envoyés ; mais cela n'est pas toujours possible,
et il faut penser qu'ici nous n'avons à prononcer qu'entre la curabilité et l'incurabilité, et

que, pour nous décider à placer un malade dans cette dernière catégorie, nous devons user d'une extrême réserve.

N'est-il pas évident aussi que, dans un hôpital où seront admis des aliénés en traitement, et où les aliénés déclarés incurables, après quelque temps de séjour, seront conservés à demeure, les proportions des guérisons devront varier suivant que le médecin de cet établissement aura, par tolérance ou par toute autre cause, conservé plus de malades en traitement, et non grossi, pour faire valoir ses relevés statistiques, la section des aliénés incurables?

Il n'est pas jusqu'à l'humanité avec laquelle sont traités les malades dans une maison d'aliénés, et à la perfection des soins qui leur sont accordés, qui ne puissent tromper sur le chiffre des guérisons, et donner à la maison la mieux tenue, au traitement médical le mieux dirigé, le chiffre le plus défavorable. En effet, depuis les améliorations apportées par vos soins dans le régime de nos hospices, nous voyons tous les jours les malades moins empressés d'en sortir et leurs parens moins disposés à les réclamer. D'ailleurs, pour établir rigoureusement la proportion entre le nombre des aliénés admis et celui des guérisons, il faudrait diminuer du chiffre total celui des individus déclarés in-

curables dès leur admission ; et c'est encore ce
que les statistiques. ne font pas, c'est à dire
qu'elles donnent l'effectif des incurables existans , sans indiquer à quelle époque leur incurabilité a été déclarée. Dès lors, il est facile de
concevoir combien est incertaine la base sur laquelle reposent tous ces élémens de calculs. Souvent même on a été jusqu'à établir la proportion
entre le nombre des guéris et celui des admis,
sans ajouter au total des admissions l'effectif
restant au commencement de l'année ; de cette
manière , il a été facile d'offrir des guérisons dans une proportion extrêmement favorable.

Je n'ai pas dû songer, non plus, à préciser
pour chaque individu admis à Bicêtre, les
causes de l'aliénation ; car il est impossible ,
dans le plus grand nombre des cas, de les indiquer, soit par le défaut de renseignemens,
soit parce que les causes ne sont point
assez évidentes, et que souvent même telle habitude ou tel penchant chez un individu aliéné
n'est qu'un effet et non une cause de l'affection
cérébrale. Ces diverses circonstances expliquent pourquoi je n'ai jamais voulu me hasar-
der à fournir des documens propres à établir
des relevés statistiques sur ce dernier point
de nos recherches.

Pour obtenir des statistiques profitables à la science, il faudrait que les médecins et les agens de surveillance pussent donner beaucoup de temps à ce travail, et qu'un employé habile fût spécialement chargé de réunir les nombreux élémens nécessaires pour arriver à ce but.

Je pourrais facilement étendre mes critiques; mais je me flatte, Messieurs, que les observations qui précèdent seront suffisantes pour me justifier du reproche de n'avoir point grossi ce rapport, surtout en ce qui concerne mon service, de tableaux dont je conteste l'utilité actuelle, soit par l'obscurité des sujets auxquels ils se rapportent, soit par la négligence avec laquelle ordinairement ces matériaux sont recueillis.

Charenton.

La maison de Charenton est spécialement consacrée au traitement de l'aliénation mentale. Les personnes des deux sexes y sont indistinctement admises, moyennant une pension dont le prix varie selon la classe dans laquelle les malades sont placés : ceux de la première paient 1,300 francs, ceux de la seconde 720 ou 1,000 francs; le prix de la troisième classe n'est que de 300 francs. Le gouvernement paie à l'établissement une somme annuelle de 40,000 francs, qui représente le prix des pensions des aliénés que l'autorité y fait entrer au moyen des admissions dont elle dispose et qui consistent en 68 places entières, en 29 demi-places et 10 places à des prix divers. En outre, les militaires de toutes armes et de tous grades, atteints d'aliénation mentale, sont envoyés dans cet établissement par les ministres de la guerre ou de la marine, pour y être traités à titre de pensionnaires et à la charge des ministères dont ils dépendent, sauf recours contre les dépar-temens auxquels les malades appartiennent.

La maison de Charenton a une organisation toute particulière; elle est placée sous la sur-veillance unique d'une commission de cinq membres, et n'est, à bien dire, que sous la tu-telle du gouvernement. Ses ressources provien-nent de ses propres revenus qui s'élèvent à 15,500 francs, des pensions acquittées par les aliénés payans, et de la subvention de 40,000 fr. dont nous venons de parler. La population moyenne varie de 480 à 500 malades, et voici quelques notes que nous avons extraites de la statistique médicale publiée en 1829 par notre honorable confrère, le docteur Esquirol, mé-decin en chef de cet établissement.

Admissions.

	Hommes.	Femmes.	Total.
En 1826.	121	89	210
1827.	123	82	205
1828.	122	82	204
Totaux. . . .	366	253	619

État civil.

Mariés.	282
Veufs.	293
Célibataires.	44
Égal.	619

Genres de folie.	Hommes.	Femmes.	Total.	Sur lesquels on compte en	
				Guérisons.	Décès.
Monomanie. . . .	139	150	289	91	63
Manie.	146	80	226	115	40
Démence.	80	19	99	3	17
Idiotie.	1	3	4	»	1
Non aliénés. . . .	»	1	1	»	»
	366	253	619	209	121

Enfin, on compte 132 incurables, dont 109 paralytiques, 19 épileptiques et 4 idiots. Faisant déduction de ces 132 individus sur les 619 admissions, il reste 487 malades avec lesquels notre confrère établit une proportion pour les guérisons qui, ainsi qu'on vient de le voir, se sont élevées à 209, c'est à dire à plus des deux cinquièmes, résultat qui, en effet, pourrait être comparé avec honneur avec celui des établisse-mens les mieux dirigés.

Nous sommes les premiers à rendre pleine justice au savoir et au zèle de M. Esquirol, mais nous nous trouvons obligés, dans l'intérêt de la vérité, à relever une erreur qu'il a commise involontairement, sans doute, dans les consé-quences qu'il tire du chiffre élevé des guérisons obtenues par lui dans les 3 années 1826, 1827 et 1828. En effet, ce n'est point seulement sur les admissions que les guérisons ont été opé-rées, mais bien, en outre, sur les 492 malades restant au 1er janvier 1826, ce qui élève à 1,111 le nombre des aliénés traités, et qui fait ressor-tir les guérisons, non plus des deux cinquièmes, mais bien dans la proportion de 1 sur 5,31, résultat fort satisfaisant encore, mais qui, tou-tefois, se rapproche plus de celui obtenu dans les autres maisons, où l'espèce de malades admis permet de supposer quelques différences né-cessaires dans les résultats. Nous sommes d'au-tant plus portés à croire que cette erreur pro-vient d'un oubli, que notre confrère établit la proportion de la mortalité avec le chiffre total de la population, c'est à dire avec les 1,111 individus qui ont séjourné dans la maison de Charenton pendant la période ci-dessus. D'après cette base, les décès ont été dans la proportion de 1 sur 5.

Parmi les causes de mortalité, on compte 3 suicides.

Les causes auxquelles l'aliénation est attribuée par le docteur Esquirol sont ainsi classées, suivant leur importance numérique : hérédité; chagrins domestiques; abus de boissons alcooliques; libertinage; onanisme; amour contrarié; revers de fortune; dévotion exaltée; usage du mercure; évacuations habituelles supprimées; jalousie; suites de couches; excès d'études et de veilles; frayeurs; lecture de romans, etc.

Quant aux professions, l'indication donnée pour les aliénés des deux sexes reçus à Charenton ne peut avoir qu'un faible intérêt, puisque ce sont, pour le plus grand nombre, des individus appartenant aux classes aisées de la société, et pour lesquels le travail manuel peut être généralement considéré comme une exception dans les habitudes sociales. Toutefois, voici dans quel ordre on pourrait les ranger, suivant l'élévation du chiffre de chacune d'elles : vivant dans leur ménage; propriétaires et rentiers; officiers; soldats; commerçans; cultivateurs; commis; couturières; modistes; étudians; instituteurs; épiciers et boulangers, *en nombre égal;* prêtres et religieuses; cordonniers et tailleurs.

La maison de Charenton est d'une tenue excellente, et tout ce qui concerne le service médical et administratif peut être justement loué. Le régime alimentaire y est recherché, et les tables des pensionnaires sont habituellement couvertes de poissons et de gibier de toutes sortes. Malheureusement, la configuration du sol ne permettra peut-être pas de donner à cet établissement l'ensemble et même le développement que son utilité comporte. Le quartier des hommes a besoin d'être refait, car la disposition des constructions actuelles rend la surveillance très difficile. Tout récemment, on a construit un très beau bâtiment pour les femmes. Toutes les commodités de la vie s'y trouvent réunies. Une galerie couverte, fermée par une grille élégante, domine une vaste plaine, trois autres galeries règnent au pourtour; une fontaine et une salle de bains forment de cet asile, qui par sa destination inspire d'abord la tristesse, un lieu où les dames pensionnaires retrouvent toutes les jouissances intérieures des familles opulentes.

Il est question de construire un bâtiment pour les hommes ; le ministre s'en occupe sérieusement, dit-on, et s'il exécute un projet que tous les amis de l'humanité réclament avec instance, s'il complète les constructions demandées, il fera de Charenton un établissement national et digne de la réputation qu'il s'est acquise.

Je borne à ce qui précède ce que j'ai cru devoir dire sur Charenton, car je viens d'apprendre que mon confrère, le docteur Esquirol, se propose de faire paraître incessamment la suite de la statistique qu'il a publiée en 1829 sur la maison dont le service médical lui est confié, et dès lors, messieurs, un sentiment de convenance que vous saurez apprécier a dû m'engager à restreindre cette partie de mon travail.

La Salpétrière.

Le service des aliénées de la Salpêtrière a pu être long-temps cité comme un modèle ; mais, il faut le dire, depuis quelques années il est resté en arrière dans la voie du progrès. La section des imbécilles et celle des épileptiques sont les seules qui soient isolées, encore le sont-elles imparfaitement : les incurables et les aliénées en traitement communiquent ensemble ou plutôt sont confondues ; les bains sont communs aux unes et aux autres ; l'alimentation, comme dans le service de Bicêtre, est trop peu variée, et l'usage des fruits de la saison y est à peu près interdit; il sera facile à une administration aussi paternelle que richement dotée de donner un nouveau lustre à ce service, qui offre la ressource la plus précieuse, c'est à dire l'étendue du sol sur lequel il est placé.

Depuis 35 ans, la population de la Salpêtrière s'est accrue d'une manière sensible : voici quel en était le chiffre aux époques suivantes.

Au 1er janvier 1801 609
1811 1,021
1821 1,476

	Folles.	Imbécilles.	Épileptiques.	Total.
Il existait au 1er janvier 1825	855	661	326	1,842
Report.	855	661	326	1,842

Report.	855	661	326	1,842
Admises jusqu'au 31 dé-cembre 1833.	4,374	884	424	5,682
Totaux. . . .	5,229	1,545	750	7,524
Sorties pendant la même période.	4,474	967	413	5,854
Restantes au 1er jan-vier 1834.	755	578	337	1,670

Dans le total des admissions, on compte 395 rechutes, dont 284 par suite de la maladie primitive, et 111 par des causes nouvelles; les rechutes sont, par conséquent, dans la proportion de 1 sur 12,50. Le nombre des aliénées déclarées incurables s'est élevé à 1,920, c'est à dire de 1 sur 2,72. Parmi les femmes reçues à la Salpêtrière, et dont l'état civil a pu être constaté, on trouve 1,996 célibataires, 1,752 femmes mariées et 820 veuves.

Pendant la période qui sert de base à ces calculs, les professions exercées par les aliénées admises à la Salpêtrière peuvent être ainsi classées d'après leur importance numérique : coutu-rières, journalières, cuisinières, domestiques, lingères, blanchisseuses, brodeuses, portiè-

res, etc. La classification des causes auxquelles
l'aliénation mentale a été attribuée offre
le résultat suivant : vieillesse naturelle ou
prématurée, hérédité, cessation de la mens
truation à l'âge critique, congestion, hémor-
rhagie cérébrale ayant produit la paralysie ou
le délire, épilepsie, convulsions, douleurs ; dé
faut de développement, suites d'accouchement
et d'allaitement, chagrins domestiques, inconduite, libertinage, abus des boissons alcooliques, frayeurs, hystérie, amour contrarié, dénuement, terreur ou exaltation religieuse, am
bition, excès de travail, onanisme, etc.

Comme on vient de le voir plus haut, les
sorties, parmi les folles seulement, ont été
de 4,474, savoir :

Après guérison.	1,598	1 sur 3,27
Avant la guérison.	776	1 sur 6,74
Décès.	1,232	1 sur 4,24
Changement de classification.	868	

	Ans	Mois	Jours
La durée moyenne du séjour dans l'éta- blissement a été, pour les malades guéries, de.	0	8	10
Les non guéries, de.	2	7	8
Les décédées, de.	4	10	25

Soit que les familles réclament plus facilement aujourd'hui ceux des leurs qui , ayant eu le malheur de perdre la raison , ont été placés dans des hospices, et qu'ils les en fassent sortir quelquefois avant que la guérison soit complète , soit que l'Administration ait cru devoir prolonger le moins possible la durée du séjour de ceux des malades qui doivent quitter l'établissement pour être dirigés dans leurs départemens respectifs , il est à remarquer que le séjour des individus sortis avant leur guérison, et qui, moyennement, a été, de 1825 à 1827, de 3 ans 8 mois et 13 jours , n'a plus été, de 1830 à 1833, que de 1 an 4 mois 10 jours.

La durée du séjour pour les malades guéris a été , dans un sens inverse : de 1825 à 1827, les guérisons ont eu lieu après un traitement de 6 mois 22 jours , et de 1830 à 1833 elles ont demandé 10 mois 3 jours. Cette différence dans les résultats peut s'expliquer sans doute par la sollicitude de nos confrères qui probablement n'autorisent les sorties qu'après avoir obtenu l'assurance positive de l'efficacité du traitement auquel ont été soumis les malades confiés à leurs soins.

Il ne vous échappera pas, Messieurs, de remarquer que, parmi les professions auxquelles appartiennent les femmes aliénées, celles qui demandent l'emploi du charbon fournissent proportionnellement un plus grand nombre de ces malades que toutes les autres professions où l'emploi de cet agent n'est pas également nécessaire. Sans vouloir ici chercher à établir si réellement un des sexes est plus soumis que l'autre aux affections mentales, il est hors de doute que beaucoup de causes particulières aux femmes peuvent déterminer chez elles cette cruelle maladie, soit en raison de la destination qu'elles ont reçue de la nature, soit par suite de leurs fonctions de ménagères. Ceci pourrait peut-être expliquer, jusqu'à un certain point, cette différence dans le chiffre des aliénés des deux sexes pour le département de la Seine, où, pendant une série de 24 ans, on voit que la population des hommes est à celle des femmes comme 1 est à 1,36. Autrement dit, on a compté 10,275 femmes et 7,532 hommes reçus dans les hospices de Bicêtre, de la Salpêtrière et de Charenton, pendant la période ci-dessus.

Dans une maison destinée à recevoir uniquement des hommes, l'indication des professions est d'un intérêt très secondaire, souvent même elle donne lieu à des rapprochemens qui en démontrent le peu d'utilité, et c'est par cette considération que je n'ai pas étendu le relevé que j'aurais pu faire dresser pour le service à la direction duquel vous m'avez fait l'honneur de m'appeler.

Bicêtre.

Si on remonte aux premières années où l'administration s'est occupée de faire dresser des statistiques des maisons destinées à recevoir les aliénés à Paris, on voit que le chiffre de leur population a toujours été progressif jusqu'à ce jour. Voici quel a été, à diverses époques, depuis 1801, le nombre des individus fous, imbécilles ou épileptiques placés à Bicêtre, et confondus sous la dénomination générique d'aliénés.

$$
\begin{array}{lr}
\text{Au } 1^{er} \text{ janvier 1801} \ldots \ldots & 337 \\
1811 \ldots \ldots & 562 \\
1821 \ldots \ldots & 740 \\
1826 \ldots \ldots & 831 \\
\end{array}
$$

Depuis lors, la population a éprouvé une légère diminution; aujourd'hui (1er août 1834) elle est de 777, et, dans l'intervalle des deux époques, le chiffre s'est même abaissé jusqu'à 734 (1er janvier 1831). Les entrées ayant toujours été en augmentant de nombre, la diminution

vient de ce que les guérisons se sont progressi-
vement augmentées, car le chiffre des décès est
resté à peu près stationnaire.

Les documens qui suivent commencent à
partir de 1825, parce que, d'une part, c'est l'é
poque où les relevés statistiques ont été établis
avec plus de régularité et de méthode, et que,
d'autre part, cette période comprend tout le
temps qui s'est écoulé depuis que j'ai été appelé à diriger le service médical de la cinquième
division de Bicêtre. Il n'est peut-être pas inutile de dire, au reste, que le chiffre de la population était exactement le même au 1er janvier
1825 et au 1er janvier 1826, et que, dès lors, les
résultats ne sauraient différer que l'on prenne
pour point de départ l'une ou l'autre de ces
époques.

	Fous.	Imbécilles.	Épileptiques.	Total.
Il existait au 1er jan- vier 1825.	416	226	188	830
Entrés jusqu'au 31 décembre 1833.	3,048	388	384	3,820
Totaux. . . .	3,464	614	572	4,650
Sortis durant la même période.	3,078	409	399	3,886
Reste au 1er jan- vier 1834.	386	205	173	764

Dans les admissions, on compte, parmi les fous, 342 rechutes, dont 263 par suite de la maladie primitive, et 79 par des causes nouvelles ou accidens nouveaux. Les rechutes sont, pour le total des aliénés, dans la proportion de 1 sur 10.

Le nombre des fous déclarés incurables a été de 950, soit 1 sur 3,64. Celui des célibataires admis est, comparativement aux hommes mariés ou veufs, comme 1 est à 1,14.

Les professions qui ont présenté le chiffre le plus élevé sont les suivantes : journaliers, cordonniers, maçons, militaires, domestiques, portiers, etc.

Quant à l'indication des causes d'aliénation, je le répète, Messieurs, les médecins eux-mêmes ne peuvent que bien rarement les indiquer avec quelque certitude ; cependant, pour compléter les renseignemens statistiques sur Bicêtre, j'ajouterai à ce qui précède que, dans les causes prédisposantes ou originelles, l'hérédité, le défaut de développement de l'intelligence et la vieillesse naturelle ou prématurée, ont été dans une égale proportion dans les aliénés admis dans mon service pendant l'année 1825 à 1833 inclus, et que parmi les causes accidentelles, physiques ou morales auxquelles on a attribué l'aliénation mentale, on distingue les suivantes, que je place suivant leur importance numérique : congestions, hémorrhagies cérébrales, ayant produit la paralysie ou le délire; épilepsie, abus de bois-sons alcooliques, chagrins domestiques, ambition, inconduite, libertinage, dénuement, frayeurs, amour contrarié, terreur ou exaltation religieuse, excès de travail, etc.

Quant aux sorties, elles ont eu lieu dans les conditions suivantes :

	Fous.	Imbécilles.	Épileptiques.	Total.
Après guérison.	1,098	9	17	1,124
Avant guérison.	584	58	177	819
Décès.	1,034	342	205	1,581
Changement de division. .	362	»	»	362
Totaux.	3,078	409	399	3,886

La durée moyenne du séjour à Bicêtre des aliénés sortis après guérison a été de **8** mois et 3 jours, pendant la période de 1825 à 1827 ; et seulement de 4 mois et 6 jours, pendant les années 1830, 1831 et 1833.

Si des 3,464 fous admis dans les 9 années indiquées ci-dessus, on retranche 1° 950 incurables et 362 individus admis d'abord comme aliénés, puis ensuite envoyés dans une autre division, il reste 2,152 malades soumis à un

traitement et sur lesquels 1,098 ont été guéris ,
c'est à dire 1 sur 1,96 ; mais comme il est impossible de préciser si l'incurabilité a été reconnue dès l'admission , ou après que les malades ont été soumis à un traitement , je ne
chercherai point à tirer avantage de ce résultat ; cependant , pour mettre le conseil à
même d'apprécier les améliorations apportées
dans mon service , j'ai l'honneur de lui soumettre un relevé qui a été fait sous mes yeux
avec la plus scrupuleuse exactitude.

ÉTAT des Aliénés admis à Bicêtre, et de la proportion comparative des guérisons.

AGE DES ALIÉNÉS.	NOMBRE D'ALIÉNÉS QUE LEUR AGE ET LA NATURE DE LEUR MALADIE ONT FAIT PRÉSUMER								TOTAL GÉNÉRAL des malades admis.
	CURABLES.				NON CURABLES.				
	1831.	1832.	1833.	TOTAL.	1831.	1832.	1833.	TOTAL.	
De 10 à 19 ans	14	16	31	61	8	32	6	46	107
— 20 à 29	49	39	58	146	26	31	18	75	221
— 30 à 39	101	96	97	294	34	44	33	111	405
— 40 à 49	52	69	65	186	23	34	21	78	264
— 50 à 59	26	21	34	81	11	17	13	41	122
60 à 69	25	16	18	59	15	14	12	41	100
70 à 79	9	7	12	28	9	21	9	39	67
80 à 89	2	»	»	2	1	4	3	8	10
D'âge inconnu	2	3	»	5	»	3	»	3	8
Totaux des { Admissions	280	267	315	862	127	200	115	442	1,304
Totaux des { Guérisons	114	114	110	338	2	2	2	6	344
Proportion entre les guérisons et les admissions	Un sur 2,45°	Un sur 2,34°	Un sur 2,86°	Un sur 2,55°	Un sur 63,50°	Un sur 100	Un sur 57,50°	Un sur 73,66°	Un sur 3,80°

Du tableau qui précède , il résulte que les guérisons obtenues sur les malades présumés curables ont été, terme moyen, pendant les 3 derniers exercices, de 1 sur 2,55, et que sur 442 aliénés que j'avais présumés incurables lors de leur admission, et qui néanmoins étaient l'objet de nos soins assidus, six seulement ont pu ressentir l'effet salutaire d'un traitement médical ou même de leur séjour dans la maison ; et quoique j'eusse désiré, pour le bien de l'humanité, que mes prévisions fussent plus souvent en défaut, je dois toutefois, Messieurs, vous faire remarquer cette circonstance, afin de vous prouver que c'est avec la plus grande réserve que nous exprimons nos doutes sur la curabilité.

Quant à la mortalité, elle a été, sur la totalité aliénée, dans la proportion de 1 sur 3,55. Depuis l'année 1828, le nombre des suicides a été de cinq.

En calculant sur la population générale de l'établissement, on trouve que les guérisons ont été de 1 sur 4,13 , et qu'elles ont eu lieu après un séjour qui se trouve établi dans le relevé suivant :

	Guéris.
Dans les 3 premiers mois de l'admission . . .	639
6 *id.*	225
Report.	864

Guéris.

Report.	864
Dans la 1re année.	149
2e *id.*	74
3e *id.*	19
De la 4e à la 10e.	11
De la 11e à la 20e.	5
De la 21e à la 30e.	»
De la 31e à la 40e.	2
Après un plus long séjour.	»
TOTAL.	1,124

Seine-Inférieure.

Un hôpital spécialement destiné au traitement des maladies mentales a été élevé à grands frais dans la ville de Rouen. Les malades indigens et des pensionnaires y sont admis. La réputation justement acquise du médecin (M. Foville) auquel la direction du service médical a été confiée doit puissamment contribuer au succès de cette maison. Les constructions nouvelles ont été établies d'après les plans suivis dans les hospices de Paris, et elles en ont les avantages; tandis que les constructions anciennes qui ont dû être conservées ne sont point en harmonie avec la portion neuve du service : c'est, au reste, ce qu'on peut remarquer, mais à un degré un peu moindre, dans les différentes constructions des hospices de Paris. L'établissement de Rouen a été formé dans l'ancien couvent de Saint-Yon. Le seul reproche que l'on puisse adresser à cet hôpital, cité comme un modèle sous beaucoup de rapports, est relatif au classement très incomplet des malades.

Vaucluse.

L'asile des aliénés, à Avignon, n'est pas aussi parfait qu'on le pense dans le pays; mais si les localités, les loges, les fenêtres et les portes qui toutes sont armées d'une grande quantité de fer, les lits, etc., prêtent à la critique, au moins l'on y sait gouverner, réprimer, diriger les malades, ce qui explique très bien les guérisons nombreuses obtenues dans cet hospice. En 1800, l'hospice d'Avignon s'augmenta d'un quartier neuf, et plus tard de la maison des Pénitens de la miséricorde, qui devint le quartier des femmes.

Vendée.

Le département de la Vendée a contracté un engagement avec l'hospice de Fontenay, qui reçoit dix mille francs à la charge d'admettre cinquante aliénés des deux sexes. Cet établissement néanmoins, quoiqu'avec une destination spéciale, ne possède ni salle de bains, ni appareils de douches; on vient de terminer une vaste citerne qui fait espérer que bientôt l'eau pourra être assez abondante pour fournir à cette partie du traitement. La nourriture est saine et abondante. A six heures du matin, de la soupe; à onze heures, du pain et de la viande, suivant le besoin de chacun; à cinq heures, un repas composé de fruits ou de légumes : l'eau est la seule boisson. Les aliénés ne sont pas visités tous les jours. Pour contenir les furieux, on n'emploie que la camisole; très rarement on fait usage des menottes, et même encore c'est comme punition. L'admission a lieu sur la demande des familles, quand ce sont des pensionnaires; dans le cas contraire, elle a lieu d'après un arrêté du préfet, mais seulement après l'interdiction. Quant aux sorties, ceux qui paient pension sortent sur la seule réclamation de leur famille; les autres n'obtiennent leur liberté qu'après parfaite guérison, et sur l'attestation du médecin.

Vienne.

La ville de Poitiers ne possède qu'un seul établissement spécial, connu sous le nom d'hôpital général, où sont reçus les aliénés. L'hospice des incurables reçoit des individus atteints d'idiotisme ou de délire furieux, par suite d'épilepsie. Quant à la prison de la visitation, les aliénés n'y sont reçus que provisoirement en attendant qu'il y ait des loges vacantes à l'hôpital général.

La pension et l'entretien des aliénés sont à la charge des familles, qui s'arrangent de gré à gré avec l'administration. Ceux de la première classe ont à chaque repas, c'est à dire au déjeûner, à dix heures, et au dîner, à quatre heures, trois plats, du dessert et un demi-litre de vin. On sert tous les jours aux indigens de la soupe grasse, le matin de la viande, excepté les jours maigres, et le soir des légumes. Ils n'ont point de vin, si ce n'est quand le médecin leur en prescrit, ou quand ils en reçoivent par charité. Le médecin attaché à l'établissement visite tous les jours les aliénés, pensionnaires et autres, qui prennent des bains, des douches, et reçoivent généralement tout ce qui convient à leur état. Ils ont des promenoirs, des salles de réunion et des chauffoirs, qui ne laissent rien à désirer. Les furieux sont dans des loges isolées, mais bien aérées et tenues très proprement.

. Les aliénés indigens ne sont admis que sur un ordre du préfet; pour les autres, les familles traitent avec l'administration pour l'admission. Quant aux sorties, elles ont lieu, pour ces derniers, lorsque les parens les réclament; pour les indigens, il faut que la guérison soit opérée, à moins que leur état ne présente aucun danger pour la société, mais, dans ce dernier cas, il faut que la famille en fasse la demande.

Vosges.

Dans tout ce département il n'existe aucun établissement pour le traitement de la folie. Les personnes atteintes d'aliénation mentale sont envoyées, soit dans la maison de santé de la Malgrange, soit dans celle de Maréville, situées toutes deux dans le département de la Meurthe. Les familles ne conservent chez elles que les aliénés qui offrent quelque espoir de guérison, et dont la démence n'est point dangereuse. Le nombre de ces derniers est très petit. La maison de Malgrange reçoit les insensés entretenus par les familles.

La maison de Maréville, fondée *pour toute la Lorraine par Stanislas, roi de Pologne,* est située près de Nancy. Elle est dirigée par des sœurs de l'ordre de Saint-Charles, et plus spécialement destinée à recevoir les aliénés qui appartiennent à la classe pauvre, et dont le traitement est à la charge des départemens ou des communes. Nous manquons de renseignemens récens sur cet établissement, et ceux que contient le *Dictionnaire des Sciences médicales* ne sont pas de nature à en donner une favorable idée. On lit dans cet ouvrage que les *cages* où l'on enferme les furieux sont dans des caves ; qu'elles s'élèvent d'un pied au dessus du sol, et sont construites, partie en bois plein, partie à claire-voie, et qu'elles n'ont que quatre pieds de large et six de profondeur. Ces cages ne sont éclairées que par des soupiraux qui donnent du jour aux corridors et aux caves. Nous espérons que cet état de choses n'existe plus aujourd'hui.

Une observation générale s'applique à tous les établissemens dont nous venons de parler. Quand un aliéné peut se fournir des vêtemens nécessaires, on lui laisse la libre disposition de ceux qu'il possède; dans le cas contraire, on lui en fournit gratuitement et d'appropriés à chaque saison. Quant au coucher, il est à peu près composé de la même manière dans les diverses localités : de la paille et une simple couverture pour ceux qui salissent; un lit ordinaire pour les fous tranquilles ou qui ont assez de raison pour se maintenir dans un état de propreté.

Après cet exposé, que je regrette de n'avoir pu rendre plus complet, je passe à ce qui existe dans le service dont je suis chargé.

CHAPITRE II.

DU SERVICE DE BICÊTRE EN PARTICULIER.

Depuis le moment où le docteur Pinel, pour prendre la direction du service médical de la Salpêtrière, quitta celui de Bicêtre, jusqu'en 1810, les améliorations furent presque insensibles dans cette dernière maison ; mais, depuis lors, plusieurs changemens ont eu lieu dans les distributions locales.

Une infirmerie plus saine fut établie. Une cour de traitement fut disposée pour vingt loges au rez-de-chaussée, et construite sur un nouveau modèle. Ces loges, de dix pieds carrés chacune, disposées sur deux lignes parallèles avec une grande cour ou jardin entre elles, sont parquetées, bien aérées, et s'ouvrent d'un côté sur une galerie couverte, d'où elles communiquent avec le jardin, au dessus duquel elles sont élevées de deux pieds. Derrière les loges il existe un corridor de quatre pieds de large, sur lequel elles reçoivent un nouveau jour. Ce corridor est chauffé par des poêles ou des bouches de chaleur qui répandent aussi du calorique dans l'intérieur des loges. Des dortoirs pouvant recevoir vingt-cinq lits sont situés au dessus de chaque rang de loges. Un escalier intérieur y conduit et s'ouvre soit sur le jardin qui sépare les deux rangées de loges, soit sur un autre terrain qui les borde par derrière. Cette cour n'était primitivement fermée qu'à l'une de ses extrémités, et la clôture permettait aux malades de communiquer avec les visiteurs ou avec les indigens de l'hospice. Les dortoirs, placés au dessus des loges, ont été, avec raison, l'objet de quelques critiques, par le repos des malades paisibles qui les occupent est toujours troublé par les cris des malades agités qui habitent les loges au dessous. Les promenoirs étant communs, tout classement parmi les malades était impossible. Aujourd'hui ces promenoirs sont séparés.

La clôture des loges a dû aussi être rectifiée; des grilles en fonte ont été ajoutées à chacune des croisées, de manière à ce que celles-ci pussent être ouvertes sans pour cela que le malade cessât d'être renfermé.

Les espaces vides de ces grilles sont disposés en losanges; cette disposition, imitée d'un modèle anglais, est sans doute plus agréable à l'œil que l'aspect des anciennes grilles, mais je dois signaler toutefois un inconvénient majeur que présentent les nouvelles grilles, et dont M. Lélut m'a fait faire la remarque. Il est presque impossible d'empêcher un malade qui a du penchant au suicide de se procurer un lien. Il le prépare ordinairement avec quelques unes des parties de son vêtement, ou même en tressant la paille de sa couche. Hé bien! la disposition des grilles en forme de carreaux ou de losanges devient favorable à l'exécution du fatal dessein d'un maniaque suicide, car elle lui fournit un moyen de fixer l'extrémité supérieure du cordon avec lequel il cherche à se pendre; tandis que le cordon glisserait sur les barreaux unis et placés verticalement d'une grille ordinaire.

Cette même cour, qui est maintenant close d'un côté par une grille, de l'autre par un mur, est destinée aux incurables. Un autre préau offrant deux lignes de nouvelles loges construites au rez-de-chaussée sur le même modèle, mais sans étage supérieur, et conséquemment exempt des inconvéniens que je viens de signaler, reçoit les aliénés en traitement.

Cette construction, qui a été faite en 1828, est placée sur le haut du coteau qui domine le village de Gentilly; la vue en est admirable, et la

situation excellente. La cour dont il s'agit, connue sous le nom de *cour du traitement*, pourrait, avec une bien légère modification, être offerte avec confiance pour servir de modèle en
ce genre : il s'agirait seulement de remplacer, pour chaque loge, la croisée grillée donnant sur le corridor intérieur, par une porte à
claire-voie; on obtiendrait ainsi une double
entrée dans la loge, facilité indispensable
dans le cas où il faut se rendre maître d'un
aliéné furieux. D'un autre côté, le calorique qui,
du corridor, ne pénètre maintenant qu'avec
une extrême difficulté par l'ouverture étroite
et élevée de la croisée, s'introduirait en plus
grande abondance par les intervalles inférieurs
de la porte à claire-voie.

Outre cette amélioration importante, le service des aliénés en a reçu un grand nombre
d'autres depuis 1826.

Le terrain qui lui est consacré a été
agrandi de trois ou quatre arpens, et je
place en première ligne cette amélioration,
quoiqu'elle soit l'une des plus récentes, car en
donnant la facilité de former deux nouvelles
subdivisions, cette addition de terrain aura encore l'avantage de fournir des moyens de travail aux aliénés, et de donner plus d'air aux

autres parties de la division. Déjà le grand promenoir dont j'aurai l'occasion de parler sous le
n° 3, et dont la vue était bornée par un mur de
clôture de quinze à vingt pieds de haut, jouit,
au moyen de l'adjonction du nouveau terrain
(qui a permis d'abaisser ce mur et même, dans
certains endroits, de lui substituer une grille),
de l'aspect du coteau de Gentilly, changement
aussi utile sous le rapport de la salubrité que
sous celui de l'agrément qu'il procure aux malades.

2°. Les vieilles loges ont été démolies, et les
malades qui les habitaient sont placés dans des
loges saines, où ils n'ont plus à redouter les
rigueurs de l'hiver.

3°. Une vieille construction coupant à
angle droit le dortoir des incurables, ainsi
qu'une cour étroite et irrégulière, ont disparu pour faire place à un promenoir vaste,
agréable et salubre. Un bâtiment élevé de deux
étages, et reconstruit en continuation du dortoir qui existait déjà, reçoit, pendant la nuit
seulement, les malades incurables et paisibles. Le rez-de-chaussée est occupé par les
malades qui salissent habituellement leur couche, soit que la démence ou l'imbécillité les
rende inhabiles aux moindres soins de pro-

preté, soit qu'ils aient été frappés par une paralysie générale, complication si fâcheuse et si fréquente de la démence et de la manie chronique. Ces malades sont couchés sur de la paille qu'on renouvelle tous les jours ainsi que le drap qui la recouvre. Le fond de leur couchette est garni d'une cuvette percée, afin de procurer un écoulement instantané aux excrémens liquides, qui sont ceux dont le séjour produit les plus funestes effets. Une nappe d'eau, mise en jeu au moyen d'un seul robinet pour toute la salle, nettoie une dalle placée sous toute la longueur de chaque lit, et entraîne les immondices dans un aquéduc souterrain. Ces perfectionnemens sont d'une grande importance, car non seulement ils augmentent la salubrité générale de la salle, mais l'humidité, étant moins retenue dans les couches, détermine plus rarement l'accident presque toujours mortel de la formation d'escharres gangreneuses sur les tégumens qui recouvrent les trochanters ou l'os sacrum.

L'intervalle qui existe entre chacun des lits est parqueté.

4°. Quatorze loges ont été pratiquées à la place occupée autrefois tant par le *cul-de-sac* et la cour des punitions que par les cellules de force. Ces nouvelles loges sont, ainsi que toutes les autres, parquetées avec des planches de chêne, de telle sorte que ces planches peuvent s'enlever isolément et se renouveler à volonté. Les loges s'ouvrent sur un large corridor qui peut servir de promenoir en hiver; les portes sont à claire-voie dans leur partie supérieure, ce qui permet d'exercer une surveillance de tous les instans, et au moyen de laquelle on peut non seulement prévenir les excès auxquels l'aliéné se porterait, mais encore l'empêcher de se livrer à l'onanisme, penchant auquel les fous, en général, sont fort enclins, et qui apporte un grand obstacle à leur guérison. Cette partie du service doit être à l'avenir spécialement réservée aux aliénés qui ont commis des meurtres avant d'être enfermés, ou qui ont un penchant marqué aux actes homicides. Ils ne seront point enchaînés comme le sont à Bethlem ceux qu'on appelle fous criminels.

5°. Sur mes instances, l'admission des aliénés ne sera désormais considérée que comme provisoire. Depuis plusieurs années, une salle convenablement disposée reçoit tous les entrans, lesquels restent dans ce lieu d'épreuve jusqu'à ce que leur état soit bien constaté : mais je dirai tout à l'heure ce qui contribue à rendre incomplète une mesure dont il devrait résulter de si grands avantages.

6°. Enfin, de nombreuses subdivisions ont été établies entre les divers bâtimens, et onze sections différentes composent aujourd'hui l'ensemble du service. Elles sont séparées les unes des autres par des murs, quand l'isolement doit être complet, ou par des grilles placées à quelque distance l'une de l'autre, quand les malades peuvent, sans inconvénient, se voir et se parler. Chaque section, outre les loges, contient d'une part des dortoirs qui ne sont habités que la nuit, d'autre part, un ou deux chauffoirs où les malades prennent leur repas en commun, et où ils se réunissent en hiver pour jouer, causer et même pour se livrer à quelques lectures dont les journaux ne pourraient être exclus sans leur causer un vif déplaisir. Un jardin garni de fleurs et cultivé par les malades eux-mêmes sert de but au travail et de promenoir pendant les beaux jours.

L'un des principaux objets que l'on s'est proposés, dans l'augmentation de terrain, dont j'ai parlé plus haut, a été d'ajouter trois ou quatre sections à celles qui existent déjà. La première, destinée aux convalescens, sera placée sur le plateau de Gentilly, un peu plus bas que la cour du traitement. Les individus rappelés à la raison entreront immédiatement dans cette section, dont la position est des plus gaies et dans laquelle ils resteront jusqu'à ce que l'expérience ait donné l'assurance d'une guérison complète; ils y seront occupés à la culture d'un très grand jardin faisant partie du nouveau terrain ajouté à l'établissement, et dont les produits pourront même être utilisés par l'hospice. Une autre section contiendra une infirmerie pour le très petit nombre de malades en traitement qu'il faut maintenir couchés, ou bien pour ceux qui se trouvent atteints de maladies accidentelles. Elle devra contenir également une salle de bains, des bureaux séparés pour le médecin et pour les surveillans de la division, enfin, un parloir, dans lequel les malades qui peuvent communiquer avec leurs parens ou leurs amis recevront leurs visites. Cette pièce doit être vaste, gaie, fort aérée; il faut de plus qu'elle touche au bureau du médecin, afin que celui-ci puisse surveiller à son gré les communications de ce genre. L'infirmerie actuelle sera entièrement réservée aux malades incurables atteints d'une autre affection que leur délire habituel.

La nécessité de placer dans un local séparé

les enfans aliénés rend également une nouvelle section indispensable. Mais si l'on ne peut se dissimuler tous les abus qui résultent de la confusion des malades aliénés lorsqu'ils sont d'âges très différens, il n'est pas moins facile de concevoir l'avantage de conserver ces jeunes aliénés dans les mêmes établissemens que les aliénés adultes. D'abord, l'étude comparative des maladies nerveuses dans les différens âges peut procurer de grands avantages à la science, et ensuite le nombre des enfans aliénés étant fort restreint, pourrait-on créer pour eux des établissemens *spéciaux* dans lesquels fussent réunies toutes les ressources curatives que les nôtres présentent ?

Enfin, la quatrième des nouvelles sections sera occupée par les malades incurables, soit aliénés paisibles, soit imbécilles, qu'il est possible d'employer à des travaux dans le reste de l'hospice, et qui peuvent journellement sortir de la division des aliénés. Il est important que ces malades aient un dortoir tout à fait isolé, car parcourant toutes les parties de l'hospice qui sont occupées par les indigens, ils peuvent leur acheter des alimens, ou, ce qui est plus grave, des instrumens nuisibles ou dangereux pour les autres malades.

Afin d'abréger cette description, je n'ai

point parlé de plusieurs subdivisions qui pourtant sont d'une utilité incontestable ; celle, entre autres, dans laquelle doivent être placés les aliénés frappés de paralysie générale; mais j'ajouterai que l'on ne doit pas craindre de trop multiplier ces subdivisions dans un établissement qui reçoit : 1° des aliénés en traitement et des aliénés incurables; 2° des aliénés imbécilles ou idiots; 3° des épileptiques aliénés; 4° des épileptiques non aliénés, en traitement ou incurables.

Le classement régulier des aliénés doit avoir sur leur traitement une telle influence, que, sans la possibilité d'effectuer ce classement d'une manière convenable, rien de fort utile n'est praticable, aucun résultat très avantageux ne peut être espéré.

Sous ce rapport, le service de Bicêtre est, j'ose le dire, l'un des mieux organisés qui existent; néanmoins il est encore incomplet : ainsi, par exemple, les aliénés qui ont du penchant au meurtre ou au vol, dits *aliénés criminels*, ne sont pas isolés, et cependant les aliénés de cette espèce ont besoin d'être placés à part, dans une section appropriée à leurs penchans particuliers. Elle doit être distribuée de manière à ce que l'évasion des malades devienne

impossible, et pourtant il faut que le traitement moral et thérapeutique ne cesse pas d'être
convenable à leur genre particulier de maladie. Les dispositions spéciales que cette section
demande sont surtout relatives à certains épileptiques délirans qui, dans le trouble intellec-
tuel qui accompagne parfois leur maladie, ont
pu se rendre justiciables des tribunaux. Cette
complication de l'épilepsie et de la folie est un
des cas les plus dignes de pitié, et c'est aussi
celui qui offre le plus de difficultés à surmonter. Jamais le délire n'est plus emporté, plus
brutal, plus difficile à contenir que lorsqu'il
survient chez les épileptiques, et pourtant ces
malades, par des motifs qui seront exposés plus
bas, ne doivent pas rester un seul instant isolés. Quand il est indispensable de les enfermer,
il faut que ce soit dans des loges matelassées,
afin d'empêcher qu'ils se blessent dans leurs
chutes, et grillées, afin qu'un gardien placé
là exprès ne les perde jamais de vue.

Dans l'état actuel des choses, et à la suite
de plusieurs évasions qui ont attiré à l'agent
de surveillance de notre hospice les reproches
de l'autorité, quelques épileptiques et bon
nombre d'aliénés considérés comme criminels
séjournent dans des loges où ils sont enfermés

seuls, et d'où ils ne sortent qu'à peine une heure par jour, attendu que chacun d'eux exige une surveillance toute particulière, et que le petit nombre des gardiens ne permet de faire prendre l'air à ces malades que l'un après l'autre.

Je ne cesserai de réclamer contre cette mesure que lorsqu'elle sera révoquée; elle est motivée, il est vrai, sur la nécessité, mais ses résultats peuvent avoir les suites les plus fâcheuses; il suffirait, maintenant qu'une partie des localités est déjà disposée d'une manière convenable, d'augmenter le nombre des gardiens et les précautions de surveillance déjà prises; la dépense serait peu élevée, et alors cette nouvelle section se trouverait au niveau des autres sous le rapport des améliorations obtenues.

Une séparation très importante aussi à effectuer serait celle des convalescens d'avec les autres malades. J'ai déjà indiqué comme projetée la construction du dortoir indispensable pour cette séparation et celle d'un autre bâtiment qui, avec ce dortoir, termineraient les dispositions à faire sur le terrain qui vient d'être ajouté à ce service. Quoique les matériaux soient également préparés, ce bâtiment me paraît destiné à rester encore long-temps sous terre. Les convalescens occupent aujourd'hui un dortoir disposé de telle sorte qu'il est en communication avec la salle d'admission et avec l'infirmerie destinée aux individus atteints de maladies accidentelles. Ces classes de malades sont si importantes à diviser que, faute de promenoir séparé, nous sommes obligés de conduire les convalescens une grande partie du jour hors de la division, ce qui ne peut être profitable que pour ceux qui sont livrés à la culture des jardins. Si le bâtiment dont je sollicite l'érection était construit, les convalescens seraient placés au milieu d'un vaste jardin dont la situation est aussi agréable que salutaire, et dont la culture serait l'objet des soins des malades eux-mêmes.

Depuis que ces lignes sont écrites, une mesure à laquelle vous avez donné votre assentiment a reçu la plus heureuse exécution. Sur la demande de M. Desportes, la ferme Sainte-Anne, placée près de la barrière de la Santé, a été destinée à recevoir nos malades convalescens. Déjà ils y sont installés, et habitent les dortoirs préparés par leurs mains; déjà l'ordre et la propreté qui règnent dans cette maison peuvent faire concevoir les plus heureuses espérances. Là nos convalescens sont à l'abri de tout contact avec les autres malades, et aucun spectacle triste ne frappe leurs yeux ; là ils pourront être employés à toutes sortes de travaux ; ils n'y seront conduits qu'avec l'espérance d'en sortir bientôt, et le temps qu'ils devront y passer ne leur sera jamais présenté que comme un temps d'épreuve propre à confirmer leur guérison. Tout peut nous faire espérer les plus heureux résultats de cet important essai qui, pendant la saison qui vient de s'écouler, a pris un développement rapide. Des mouvemens de terre considérables, la parfaite culture de cette ferme, une blanchisserie de toile en pleine activité, peuvent prouver de quoi sont capables, en les conduisant avec douceur, ces hommes que l'on abandonnait naguère au désordre et à l'oisiveté. Sous le rapport de leur guérison et de la solidité de leur cure, nos résultats, j'en ai la conviction, ne sont pas moins satisfaisans ; et ce qui l'atteste, à mon avis, d'une manière irrécusable, ce sont les modifications salutaires que ce genre de vie inaccoutumé a déjà fait éprouver dans leur constitution à presque tous les malades qui y ont été soumis.

Je vous ai entretenus jusqu'à présent des améliorations dont la division des aliénés de l'hospice de Bicêtre a été l'objet, et de celles qui y seront incessamment introduites, je l'espère ; mais comme, avant tout, je vous dois la vérité entière, je vais vous signaler les vices que ce service présente encore dans quelques unes de ses parties. Je serai obligé, messieurs, de vous rappeler quelques unes de mes réclamations antérieures, afin que, d'une part, les abus ne se renouvellent pas, et que, d'autre part, le bien déjà fait tourne au profit de l'instruction générale, puisque nos réflexions, par cela seul qu'elles vous sont soumises, acquièrent de la publicité.

Certificat d'indigence.

Vous aviez consenti, il y a quelques années, à renoncer à la condition du certificat d'indigence qui, précédemment, était nécessaire pour l'admission, dans les hospices de Bicêtre et de la Salpêtrière, des aliénés envoyés par le bureau central. Cette décision, qui assimilait les aliénés aux autres malades qui se présentent pour entrer dans les hôpitaux, fut alors motivée sur l'impossibilité où se trouve un individu atteint de folie, de se procurer par lui-même l'acte justificatif de son indigence, et sur les difficultés qu'éprouvent ses parens ou amis pour faire les démarches nécessaires à ce sujet dans un moment où toute leur attention a pour objet la sécurité du malheureux dont l'état réclame tous leurs soins. Vous aviez cru devoir rétablir cette mesure pendant quelque temps, messieurs, et qu'en est-il arrivé? c'est que les familles ou les amis, rebutés de ces courses longues, fatigantes, et souvent uniquement occupés de se délivrer d'un soin pénible, abandonnaient le malheureux aliéné sur la voie publique, et laissaient ainsi à la police le soin de son transport et de son admission.

Ce mode d'arrestation aggravait souvent l'état des aliénés, et, de plus, les familles, n'osant avouer qu'elles l'eussent employé, ne se présentaient pas à l'hospice, et nous laissaient sans renseignemens sur nos malades, tout en privant d'ailleurs l'Administration des moyens de recours qu'elle exerce quelquefois pour leur pension.

Je ne saurais donc trop vous remercier d'une nouvelle décision qui, en permettant de secourir à propos le malheur, ne nuit en rien aux intérêts pécuniaires des hospices. Les établissemens charitables doivent être ouverts à tous les aliénés avec d'autant plus de facilité, qu'il ne s'agit pas seulement de secourir des malades dont l'état réclame les soins les plus actifs, mais encore de garantir la société de leurs écarts.

J'ai cité plus haut avec reconnaissance l'établissement de la salle d'épreuves qui a été créée à Bicêtre dans le service dont je suis chargé, mais cette mesure restera incomplète, ou plutôt son effet, comme celui de toutes les améliorations déjà obtenues, sera tout à fait manqué si l'administration ne pourvoit pas aux moyens de détruire les abus par lesquels, au mépris des plus sages réglemens, quelques aliénés sont encore conservés dans les hôpitaux destinés au traitement des autres maladies.

Je ne puis me dissimuler combien il est difficile quelquefois de distinguer le délire occasioné par la fièvre ou par toute autre cause, de celui qui tient à l'aliénation mentale proprement dite; malgré quelques moyens de s'éclairer que j'indiquerai dans le cinquième chapitre, il n'est pas étonnant, je l'avoue, que les médecins du bureau central, ou les personnes chargées des admissions d'urgence dans les hôpitaux, hésitent à se prononcer sur ce point; mais, dans l'incertitude, ils préfèrent, et cela me semble un tort, de remettre les malades aux soins des médecins des hôpitaux ordinaires. C'est ainsi que les aliénés n'arrivent à Bicêtre et à la Salpêtrière qu'après avoir été privés des secours *spéciaux* qui leur étaient nécessaires, et cela pendant un intervalle de temps assez long pour rendre désormais les nôtres trop tardifs ; de là des inconvéniens, des conséquences graves dont je pourrais fournir de nombreux exemples : il est instant d'apporter à cet état de choses des modifications promptes. Ces malades, dont la situation est incertaine, forment une classe assez intéressante pour leur consacrer des salles particulières, peut-être même une section toute spéciale assez rapprochée du service des aliénés pour qu'ils puissent profiter des moyens curatifs qui s'y trouvent réunis ; toutefois cette section devrait en être bien distincte pour qu'aucune prévention fâcheuse ne pût s'attacher aux malades qui, après y avoir passé le temps d'épreuve nécessaire ou subi un traitement convenable, seraient reconnus n'avoir jamais été atteints de folie. La direction médicale de cette section étant d'ailleurs confiée aux médecins habitués à reconnaître l'aliénation mentale, les malades affectés de cette espèce de délire recevraient sans perte de temps le traitement approprié à leur état.

Cet objet doit avoir une telle influence sur

les établissemens d'aliénés, que je ne pourrai me dispenser d'y revenir de nouveau dans le quatrième chapitre.

J'ajouterai seulement qu'à Bicêtre, en raison de la distance qui existe entre cette maison et le bureau central, on admet quelquefois des individus par urgence et sur le simple consentement du médecin attaché à ce service; mais ce n'est que pour les rechutes et dans le cas où ces individus ont déjà séjourné dans la cinquième division de cet hospice. Le médecin, d'ailleurs, doit délivrer de suite un certificat qui est envoyé au bureau central, et échangé contre un bulletin d'admission de ce bureau. Le droit de recevoir d'urgence devrait peut-être s'étendre plus loin, autant dans l'intérêt des malades que dans celui du service, car, je le répète, les formalités exigées sont souvent une des causes principales qui font entrer beaucoup d'aliénés dans les hôpitaux ordinaires où, faute de localité convenable, ils troublent le repos de tous les autres malades et ne peuvent recevoir les soins que leur maladie exige le plus impérieusement.

De ces explications particulières au service de Bicêtre, passons à l'exposé des règles générales qui doivent présider à la distribution

des maisons destinées aux aliénés. Ce sera
faire apprécier en même temps ce que nous
possédons déjà, et ce qui nous manque en—
core.

CHAPITRE III.

RÈGLES GÉNÉRALES SUR LA DISTRIBUTION DES MAISONS
D'ALIÉNÉS.

M. Desportes, dans son projet d'un hôpital
pour l'aliénation mentale, projet publié en 1824,
admet douze sections pour chaque sexe :

1°. Les fous furieux en traitement ;

2°. Les fous furieux incurables ;

3°. Les fous tranquilles en traitement à placer en loge ;

4°. Les fous tranquilles incurables à placer
de même en loge ;

5°. Les fous épileptiques furieux ;

6°. Les fous épileptiques tranquilles ;

7°. Les fous tranquilles en traitement à placer en dortoir ;

8°. Les fous tranquilles incurables à placer de
même en dortoir ;

9°. Les mélancoliques ;

10°. Les imbécilles ;

11°. Les maladies accidentelles ;

12°. Les convalescens.

Ce classement est applicable aux services d'aliénés tels qu'ils sont généralement institués, et à celui de Bicêtre, tel qu'il est maintenant organisé. Pour en faire l'application à un hôpital destiné à recevoir seulement des malades en traitement, il faudrait le modifier; mais serait-il utile, même à Paris, de créer un hôpital de ce genre? Nul doute que ce ne soit presqu'un devoir pour la capitale de fonder de toutes pièces une maison d'aliénés dont la construction pût servir de modèle. Je ne pense pas, toutefois, qu'elle dût être exclusivement réservée aux malades qui offriraient des chances évidentes de guérison. N'y aurait-il pas, en effet, de graves inconvéniens à placer, dans des établissemens tout à fait séparés, les aliénés susceptibles de guérison et les aliénés incurables? Ces derniers se trouveraient, pour ainsi dire, abandonnés; et par leur isolement on se priverait de l'étude comparative des différens degrés de la maladie, étude qui est si nécessaire aux progrès de la science.

Mais, s'il me paraît nécessaire de réunir dans un même établissement toutes les espèces et tous les degrés des maladies nerveuses, il n'est pas moins important de limiter la population que doit contenir une maison destinée au traitement de ces maladies. Il ne faut jamais que cette population soit tellement nombreuse qu'un seul médecin ne puisse en diriger le service médical, en surveillant jusqu'aux moindres détails de ce service, et en ayant une connaissance parfaite de tous les malades incurables ou autres qui composent cette population. Il importe donc beaucoup d'avoir des établissemens différens, d'abord pour les sexes, et ensuite pour les différentes classes de la société : c'est ouvrir la porte aux plus funestes abus que de réunir dans un même local des hommes et des femmes, car il est impossible d'empêcher entièrement toute communication, ce qui est un inconvénient majeur pour les malades ainsi que pour les personnes chargées de les surveiller et de les servir.

En Angleterre, nous avons vu presque partout cette disposition défectueuse exister, et j'ai remarqué plus haut qu'elle se joint à une autre mesure non moins fâcheuse, la réunion de riches et de pauvres dans la même maison.

Cette réunion, soit d'individus des deux sexes, soit d'individus dont la position réclame des soins différens, n'entraîne pas seulement les inconvéniens que je viens de signaler, elle en offre un bien plus grave encore. Quelque favorable que soit par sa position et son étendue un terrain destiné à établir une maison d'aliénés, quelque bien conçu que puisse être le plan adopté pour la construction de cette maison, il sera de toute impossibilité d'y établir le nombre de sections que réclame un classement régulier et vraiment utile des malades, si ceux-ci sont de sexes différens ou exigent des logemens particuliers.

Le nombre d'individus que doit renfermer une maison d'aliénés est donc subordonné à l'état des malades qui y sont admis. Un asile uniquement destiné au *traitement* des maladies mentales ne devrait pas contenir plus de cent cinquante ou deux cents aliénés, s'ils sont du même sexe, et le double s'ils sont de sexe différent; car, dans ce dernier cas, le service doit être divisé entre deux médecins dont les attributions soient aussi distinctes que toutes les autres parties du service.

Quand la population est composée de malades du même sexe, mais dont quelques uns sont en traitement, d'autres idiots, incurables, etc., le nombre peut en être beaucoup augmenté sans que le service en souffre, pourvu qu'il ne cesse pas d'être dirigé par un seul médecin convenablement secondé. L'expérience a démontré que dans ce cas, le nombre d'aliénés dans un même établissement s'élevant jusqu'à six ou sept cents, chaque malade pourrait y être fréquemment visité, et que l'histoire médicale de chacun d'eux pourrait y être tracée d'une manière régulière. Telle est à peu près la population de la division des aliénés à Bicêtre, population qui est restée sans augmentation depuis 1826, et dans laquelle on ne compte jamais plus de dent à cent vingt malades, soit aliénés en traitement, soit individus atteints de maladies accidentelles. Je pense néanmoins qu'en réunissant des individus de même sexe et dans la même position de fortune, il n'est pas convenable d'en placer dans une même maison plus de quatre ou cinq cents, tant aliénés incurables qu'en traitement. Dans le service des aliénés de Bicêtre, où se trouvent moyennement de 7 à 800 individus, il m'a fallu plusieurs années d'une étude suivie pour prendre une connaissance exacte de chacun d'eux, ce qu'il m'eût été difficile d'obtenir si je n'avais été bien secondé ; il eût été également impossible d'établir dans ce service un classement aussi régulier, si la population n'avait été composée de malades pour lesquels les soins hygiéniques de tout genre sont absolument les mêmes, si l'emplacement n'avait été des plus favorables à des divisions, et si un grand nombre de bâtimens séparés n'eût déjà existé. C'était le meilleur parti à tirer d'un établissement qui n'a pas été créé de toutes pièces. Mais l'administration ayant dû utiliser ici des bâtimens qui n'avaient point été élevés sur un plan commun, un inconvénient notable en est résulté. Il n'existe dans ce service aucun point central d'où une surveillance générale puisse s'exercer : tous les services généraux qui s'y rattachent, comme celui de la cuisine et de la pharmacie, sont aussi très éloignés; mais cette dernière difficulté disparaîtrait, si, comme on a lieu de l'espérer, le déplacement de la prison permettait enfin d'exécuter le projet depuis long-temps formé de placer ce service dans les bâtimens qu'elle occupe.

En vous entretenant des maisons d'aliénés qui ont fixé mon attention en Angleterre, vous avez dû remarquer, messieurs, qu'il nous est arrivé plus souvent de donner des éloges à la tenue de ces maisons et à l'ordre général qui y règne qu'à la disposition des localités. Presque partout nous avons vu des maisons élevées de plusieurs étages, sans divisions suffisantes, avec des promenoirs trop circonscrits, et ayant eu souvent même des maisons pénitentiaires pour modèle. Toutefois on ne pouvait adresser à ces établissemens le reproche dont la cinquième division, à Bicêtre, vient d'être l'objet. La surveillance, en général, s'y trouvait plus facile. Serait-ce donc un problème impossible à résoudre que de donner à une maison d'aliénés un aspect consolant et même gai, tout en y conservant beaucoup de sûreté pour les malades; d'y établir des divisions et des subdivisions nombreuses, sans que pour cela les communications devinssent difficiles entre les diverses parties du service? Je ne le crois pas; mais, pour en obtenir la solution, il faudrait avoir à construire un établissement entièrement neuf, dans un local très favorable.

Qu'il me soit permis, en admettant cette dernière hypothèse, de vous exposer d'une manière succincte le plan que j'ai conçu pour la construction d'une maison d'aliénés, où se trouveraient réunies toutes les dispositions dont l'expérience et de mûres réflexions m'ont démontré la nécessité.

Autour d'un point central commun où seraient réunis tous les services généraux ainsi que tous les moyens de surveillance, je de-

mande des corps-de-logis pour les aliénés
agités, et des bâtimens d'un modèle différent pour les aliénés paisibles. Les corps-
de-logis destinés aux malades agités seront
composés de deux rangs de loges placées
au rez-de-chaussée, et réunies par un corridor commun servant de promenoir couvert. Ces corps-de-logis aboutiront, par une
de leurs extrémités, au bâtiment central où
seraient placés les salles de bains, les infirmeries, les parloirs, la pharmacie, la lingerie, la cuisine et des logemens pour les
principaux surveillans; puis ils s'éloigneraient
en rayonnant du bâtiment commun, et seraient
séparés entre eux par des jardins. Ce genre de
construction écarte du centre de l'établissement les malades les plus agités et les plus
bruyans. Quelques aliénés tranquilles et ceux
atteints de maladies accidentelles, placés dans
les étages supérieurs du bâtiment central, se
trouveraient plus à portée des secours que leur
état exige : pendant le jour on les laisserait dans
des chauffoirs ou promenoirs situés aux dernières limites de l'établissement. Par ces dispositions, les gens de service commis à la
garde des aliénés furieux ou agités, se trouvant plus rapprochés entre eux, peuvent se

prêter main forte au besoin, et ont aussi moins d'espace à parcourir pour se rendre sur tous les points du service. La surveillance générale devient plus aisée, plus active, et aucune partie du service n'en est privée. A l'extrémité du rayon formé par les loges destinées aux aliénés agités, il serait construit d'autres bâtimens pour recevoir les malades paisibles. Ces bâtimens seraient également entourés de jardins et placés de manière à n'avoir pas la vue sur les loges.

J'avais conçu depuis long-temps l'idée d'un établissement de ce genre, lorsque quelques rangs de loges établies à l'hôpital Guy, de Londres, m'en ont offert le modèle imparfait et sur une petite échelle. Les constructions commencées dans cet hôpital sont, en effet, les mieux entendues que nous ayons vues dans notre voyage; mais il faut en agrandir la pensée, et compléter cette première ébauche.

Le choix du terrain est de la plus haute importance; tous les autres avantages seront nuls si l'établissement ne jouit, comme celui de Bicêtre, d'une vue agréable qui écarte, autant que possible, de l'esprit du malade l'idée d'une prison; mais en même temps il faut que toutes les précautions soient prises pour lui ôter jusqu'à l'idée d'une tentative de fuite. Parmi ces dispositions, une des plus importantes est celle qui concerne les murs de clôture : ils doivent être précédés de fossés en pente douce, et l'intérieur des promenoirs doit être surélevé de telle sorte que la vue ne soit point interceptée par le mur. Enfin, pour terminer cette énumération, je dirai que le précepte *suaviter in modo, fortiter in re*, indique toutes les dispositions à prendre et doit servir de règle dans tous les instans.

A mon retour d'Angleterre, une société de capitalistes, qui avait formé le projet de construire une maison de santé propre à recevoir des aliénés, m'offrit la direction de ce service et me demanda mes idées sur le plan le plus convenable à la réalisation de ses vues. M. Philippon avait dessiné ce plan avec beaucoup de talent et d'intelligence, et l'entreprise était, pour ainsi dire, commencée, lorsqu'en 1829, des revers de fortune éprouvés par les auteurs du projet, et une grande diminution dans l'activité des affaires, vinrent en arrêter l'exécution de cette utile pensée.

Le conseil général des hospices ayant pensé que ce projet pouvait avoir quelque utilité, M. Philippon s'est empressé de faire l'offre de

le publier de concert avec moi *. Ce plan, d'ailleurs, lors même qu'il devrait rester dans les
archives, figurerait avec avantage auprès de
ceux que, d'après les intentions du conseil,
nous avons rapportés d'Angleterre ; et, je le
répète, il m'a semblé que M. Philippon avait
très heureusement surmonté un grand nombre
de difficultés.

En adoptant la forme rayonnante pour les
bâtimens destinés aux loges, il y avait à craindre que les espaces destinés aux promenoirs
situés entre chacun de ces bâtimens ne fissent
un effet désagréable par la divergence des lignes ; mais l'architecte a trouvé le moyen de
sauver ce défaut et, en régularisant ces espaces,
de rendre les communications plus faciles.

Il a parfaitement saisi l'idée que j'ai développée plus haut sur le caractère, l'aspect
et la physionomie qu'il convient de donner à ces sortes d'établissemens. Au lieu de
ces constructions sévères et monotones que
l'on ne voit que trop souvent dans les édifices
publics, cet architecte habile s'est attaché à
donner à l'ensemble de son projet un style simple, mais élégant, sans en exclure la solidité.

* Le plan dressé par M. Philippon est joint à ce rapport.

Ce n'est ni un hospice ni un hôpital, dans l'acception du mot, mais une maison de santé établie sur une grande échelle, construite aux abords d'une grande ville, et consacrée à recevoir des malheureux qui, privés de leur liberté, pourront jouir des avantages qui résultent de constructions variées, et qui n'offrent à leurs yeux que des objets agréables et propres à leur rendre le calme. Du reste, toutes les dispositions locales doivent varier selon le nombre et l'état des individus auxquels elles sont destinées.

Le plan de M. Philippon offre encore cet avantage remarquable, qu'il peut, avec de légères modifications, être appliqué à un établissement propre à recevoir des malades de sexes différens, placés dans des conditions de fortune très diverses et atteints de tous les genres d'affections nerveuses.

La quantité de loges doit être surtout calculée sur la proportion des malades en traitement, et surtout des manies aiguës que la maison est destinée à recevoir. Dans les établissemens qui n'admettent que des aliénés en traitement, il faut des loges pour un quart de la population; dans ceux qui sont destinés en même temps à des aliénés en traitement, à des incurables et des idiots, des loges doivent être préparées pour un dixième de la population , et pour un quatorzième seulement (ainsi que je suis à même d'en juger par les besoins du service de Bicêtre) dans les maisons qui reçoivent, en outre, des épileptiques. On voit que la proportion du nombre des loges ne suit pas celle de la population, quand celle-ci se compose indistinctement d'épileptiques et d'aliénés : cette différence vient de ce que les épileptiques peuvent rarement être mis en loge, même quand ils sont aliénés ; car, ainsi que je l'ai déjà représenté plusieurs fois au conseil général des hospices, à M. le préfet de police, à M. le procureur du roi et à toutes les autorités qui ont quelque droit d'intervention ou de surveillance dans le service qui m'est confié, ces malades doivent être l'objet continuel de soins tout particuliers. On ne peut, sans s'exposer à compromettre leur existence, les placer seuls dans des loges isolées ; car si un accès d'épilepsie les saisit brusquement et qu'ils ne trouvent pas à l'instant même les secours que leur état exige, ils peuvent, par le fait seul de leur chute, ou plus encore par la position qu'ils prennent en tombant, périr d'une congestion cérébrale ou d'une véritable asphyxie.

Les imbécilles , les fous incurables qui

ne sont pas trop agités sont beaucoup mieux placés dans des dortoirs où la surveillance est générale, et doivent ne les habiter que la nuit; il serait dès lors superflu d'établir des loges pour eux. Les mélancoliques ne nous semblent pas non plus devoir être isolés, car ils ont besoin d'être stimulés par l'exemple d'autres malades moins absorbés qu'eux; et la réunion d'un certain nombre de fous, quand leur voisinage n'est manifestement dangereux ni pour les uns ni pour les autres, présente souvent des avantages marqués. Parmi ces avantages, l'on peut compter le retour aux sentimens affectueux, car l'égoïsme et la vanité, quoique très exagérés chez les fous, ne les empêchent pas, en général, d'éprouver, et même très vivement, de la commisération pour les maux de leurs semblables, et de leur rendre des soins qui demandent souvent une grande humilité. Nous sommes même quelquefois dans le cas de nous opposer à ce que leur obligeance peut avoir de mal entendu, mais nous préférons, dans ce cas, le zèle indiscret à l'insouciance apathique, car, nous le répétons, la conservation ou le réveil des facultés affectives est ordinairement d'un fort bon augure pour le retour à la raison.

Quant aux aliénés convalescens, il ne peut y avoir également que de l'avantage à les mettre en dortoirs communs, ainsi que les individus qui, sans être hallucinés, sont accessibles à des craintes pusillanimes. Enfin le même principe doit être appliqué à ceux qui, revenus à la raison et placés dans des conditions plus douces que celles qui les attendent chez eux, voudraient prolonger leur séjour dans l'hospice au delà du temps que la prudence prescrit de les y conserver. Ces dernières observations s'appliquent déjà aux soins hygiéniques que réclame le traitement des maladies nerveuses, et qui, d'après la division que je me suis tracée pour mon travail, doivent faire l'objet d'un chapitre particulier.

CHAPITRE IV.

SOINS HYGIÉNIQUES ET MORAUX QUE RÉCLAME LE TRAITEMENT DES MALADIES NERVEUSES.

Tout , jusqu'à la manière de les coucher, est de quelque intérêt pour les aliénés, relativement aux soins que leur état réclame. Dans la manie aiguë, rien ne résiste ordinairement à la violence du délire : les matelas, les couvertures , les draps sont déchirés et mis en lambeaux ; les bois de lit les plus forts, les mieux arrêtés sont arrachés des murs et brisés en pièces ; mais comme il est souvent préférable de laisser le malade s'agiter et se rouler dans sa loge que de le fixer, on étend sur le sol une couche de paille fraîche, et on abandonne sans inconvénient à la manie de tout briser cette espèce de litière qu'on renouvelle chaque jour. En ayant soin, du reste, de baigner le malade tous les matins, et de lui appliquer, dans la journée, la camisole de force, on prévient, en agissant ainsi, beaucoup d'accidens cérébraux aigus qui pourraient devenir très graves, et l'on combat l'arrivée prochaine de la démence et de la paralysie générale, que l'immobilité et le séjour au lit sont plus propres que toute autre chose à développer. A la vérité, il résulte quelquefois de cette mesure un gonflement œdémateux des membres abdominaux provenant de la position du malade, qui, presque toujours, reste debout quand il est libre et agité par le délire; mais ce gonflement est ordinairement favorable à la guérison, et il importe seulement que l'action d'un froid vif ne vienne pas frapper les membres ainsi tuméfiés par la stase des liquides.

Des questions médicales du plus haut intérêt viennent encore ajouter aux considérations hygiéniques qui résultent du classement des aliénés. Les médecins savent que le délire, les convulsions et tous les symptômes des maladies du système nerveux ne sont pas seulement pénibles à observer pour toutes les personnes dont la sensibilité est très développée; mais que ce spectacle n'est pas sans danger. Quels effets dès lors ces symptômes effrayans ne doivent-ils pas produire sur des individus affaiblis par la maladie? L'imitation peut devenir promptement la suite de ces impressions trop vives. Il y a plus encore, et je puis affirmer que le délire ou plutôt les accidens cérébraux qui l'occasionent exigent toujours, pour leur guérison (si j'en excepte certains cas où le délire ne fait que précéder l'agonie), le placement des malades dans des localités particulières. Il serait à désirer, comme je l'ai déjà dit, que, dans tous les établissemens destinés aux traitemens des maladies du système nerveux, des salles particulières et même une section spéciale fussent disposées de telle sorte que l'on pût y placer tous les malades agités par un délire fort intense, et y étudier le principe de leur délire, pendant tout le temps nécessaire à un examen approfondi.

Pour tous, et je n'en excepte ni les individus qui délirent par suite d'une encéphalite, ni ceux que l'ivresse a conduits au délire, le régime et surtout les localités spéciales seraient d'une utilité incontestable; mais il faudrait, je le répète, que tout ce qui est relatif à ce point délicat fût parfaitement régularisé, afin de ne nuire en aucune manière aux intérêts de la position civile des individus placés dans cette section; elle devrait être entièrement séparée du service général des aliénés; un ordre d'écritures et de comptabilité distinct devrait y être établi, afin d'éviter l'inscription sur les registres, au nombre des aliénés, des individus dont la raison a pu être accidentellement et momentanément troublée, sans que les organes soient le siége d'une lésion durable.

De là résulterait plus d'un avantage : 1° l'individu frappé d'un délire passager après un excès de boissons alcooliques, par exemple, pourrait être rendu à la société sans conserver la réputation d'un maniaque, chose très importante à éviter, surtout pour les ouvriers ou pour les gens qui vivent en domesticité;

2°. Un homme atteint d'une maladie aiguë de l'encéphale, confondue avec la folie, recevrait les soins que son état réclame sans passer non plus, par la suite, pour avoir perdu la raison;

3°. Victime d'une méprise ou des intrigues de quelques parens intéressés à le faire passer pour incapable de contracter ou de gérer ses biens, aucun individu ne serait définitivement admis dans un asile d'aliénés qu'après un examen approfondi de son état moral ;

4°. Enfin un malfaiteur qui, pour se faire absoudre, simulerait la folie, serait facilement démasqué dans un lieu où la surveillance des gardiens ne cesse pas un instant d'être fort active, et où l'observation du médecin et des élèves est rendue plus facile sans être moins attentive.

J'ai récemment appris que, dans l'hôpital général de Sarragosse, les individus amenés comme aliénés sont déposés dans une salle d'épreuve, et ne sont admis dans la division des fous qu'après un délai dont le terme n'est pas fixé, et si, pendant ce temps, il ne s'est pas déclaré d'amélioration dans l'état du malade. Cette mesure, pleine d'équité et de prudence, a lieu de nous étonner dans un pays où les soins généraux donnés aux aliénés sont encore si imparfaits; car, en Espagne et en Portugal, les fous sont reçus dans les hôpitaux généraux, qui, malgré leur richesse et leur magnificence, n'en sont pas plus propices au traitement de la folie. En général, les aliénés y sont enchaînés, même dans les salles d'épreuve, maltraités et placés dans des loges basses, humides et malpropres. Quelques fous tranquilles obtiennent la permission de parcourir la ville; mais ils portent des vêtemens d'une couleur distincte, afin d'être reconnus.

On pourrait momentanément, et dans l'état de choses actuel, remédier à beaucoup d'inconvéniens, soit en plaçant au bureau central des médecins habitués à observer les maladies mentales, soit en arrêtant que, dans le doute, les malades seraient envoyés à la section d'épreuve dont je viens de démontrer la nécessité.

En effet, si, malgré toutes les garanties qu'offre le bureau central d'admission de la capitale, tant par son institution elle-même, que par le mérite des médecins qui y sont attachés, il arrive encore parfois que des erreurs se commettent, que doit-il arriver dans les localités où cet établissement n'existe pas? Le seul vœu à former relativement à celui de Paris, c'est d'y voir créer deux places pour de jeunes médecins qui se soient déjà livrés à une étude particulière des maladies du système nerveux. Malheureusement cette branche des connaissances médicales est encore trop peu connue, et cependant, plus qu'aucune autre, elle a besoin, dans son application si difficile, d'une expérience qu'en général on ne cherche point à acquérir. Cette mesure non seulement épargnerait des méprises, mais encore aurait pour avantage d'éviter l'envoi d'individus réellement aliénés dans les hôpitaux de malades d'où vos sages réglemens ont pris tant de soin de les exclure, et où leur séjour est aussi nuisible à leur état qu'à la tranquillité de leurs voisins. En effet, les aliénés sont généralement dirigés trop tard sur notre service; et si je reviens encore une fois sur cet objet, c'est que je regarde cet inconvénient comme celui auquel il importe le plus de remédier, et dont le résultat est de déterminer non seulement l'admission de quelques incurables de plus, mais bien l'incurabilité d'un grand nombre de malades qui, sans cela, eussent pu recouvrer la raison et la santé.

La folie et les maladies aiguës du cerveau se manifestent souvent par des symptômes difficiles à distinguer pour tout autre que le médecin qui a fait de ces maladies une étude particulière. Le défaut de connaissance spéciale, ou seulement la grande difficulté de diagnostic dans les diverses affections cérébrales, fait, dans le doute, envoyer plus de maniaques dans les hôpitaux du centre de Paris, qu'il n'arrive de délirans non maniaques dans les services destinés au traitement de la folie. Or, tous les individus atteints seulement d'un délire aigu guérissent en peu de temps dans l'hospice confié à nos soins, et rien n'est si rare que d'y avoir l'occasion de faire l'autopsie d'un sujet affecté d'une maladie aiguë de l'encéphale. Ces malades, je ne crains pas de l'avouer, comptent pour une part dans le relevé de nos cures; tandis, au contraire, que presque tous les fous traités dans les hôpitaux ordinaires par nos confrères les plus distingués, mais uniquement avec les moyens dont on peut disposer dans ces établissemens, c'est à dire avec les ressources thérapeutiques, le gilet de force et le séjour prolongé dans un lit, nous sont renvoyés ensuite en démence et en paralysie. C'est ainsi, par exemple, que nous avons reçu dans le même mois jusqu'à trente-deux malades évacués des hôpitaux dans un état d'incurabilité complet.

Pour donner au conseil la preuve de ce que j'avance, je place ici un tableau indiquant le total des admissions qui ont eu lieu depuis le 1er janvier 1829 jusqu'au 31 mars 1834, et qui fait connaître : 1° combien il existait de malades présumés incurables dès leur entrée, dans le nombre de fous admis depuis le 1er janvier 1829 jusqu'au 31 mars 1834 ; 2° de prouver que parmi les malades évacués des hôpitaux de Paris, sur notre service, on remarque une plus grande quantité proportionnelle de fous incurables, que parmi ceux qui nous sont envoyés directement, soit par le bureau central des hospices, soit par la préfecture de police, etc. ; 3° que dans le nombre de ces mêmes malades venant des hôpitaux ordinaires dans un état d'incurabilité, la mortalité a été plus forte que parmi les malades qui n'avaient pas séjourné précédemment dans les hôpitaux.

Malades **admis** *depuis le* 1er *janvier* 1829 *jusqu'au* 31 *mars* 1834 *inclusivement, et présumés incurables dès leur entrée.*

AUTORITÉS qui les ont fait admettre.	TOTAL des admissions.	ENTRÉS INCURABLES.				MORTS.			
		Fous.	Imb.	Ép.	Total.	Fous.	Imb.	Ép.	Total.
Préfet de la Seine.	46	10	6	6	22	4	»	4	8
Préfet de Police...	834	209	41	17	267	119	8	5	132
Bureau central...	424	87	10	106	203	50	2	18	70
Ministres.........	6	1	»	2	3	»	»	»	»
Procureur général.	3	»	»	1	1	»	»	»	»
Rechute..........	199	27	3	3	33	7	»	»	7
Réintégration.....	255	39	6	50	95	7	1	2	10
Évacués des Hôpit.	344	125	14	29	168	95	2	8	105
	2111	498	80	214	792	282	13	37	322

Chauffage.

Ce que j'ai dit plus haut relativement au chauffage des maisons d'aliénés en Angleterre a dû vous prouver, Messieurs, que cette partie du service est beaucoup plus soignée chez nos

voisins que chez nous ; c'est surtout par le
mode de chauffage à la vapeur que leurs établissemens ont, sous ce rapport, une supériorité
marquée sur les nôtres ; mais, il faut le dire, cet
avantage se lie essentiellement au vice principal que j'ai signalé dans ces mêmes établissemens, c'est à dire à l'élévation de leurs constructions ; car le chauffage à la vapeur, sous le
rapport de l'économie, ne peut s'appliquer utilement qu'à des bâtimens composés de plusieurs étages, et il est démontré que le service
des aliénés exige généralement des distributions au rez-de-chaussée et répandues sur un
grand espace de terrain.

D'un autre côté, l'abondance du charbon de
terre facilite chez les Anglais ce mode de chauffage, beaucoup plus dispendieux chez nous.
Quoi qu'il en soit, l'augmentation du chauffage
est un besoin urgent dans nos maisons d'aliénés, car il doit être considéré comme un des
points importans de l'hygiène générale appliquée à ces établissemens ; et si quelques maniaques agités paraissent, dans le fort de leur
délire, insensibles aux impressions extérieu-
res (et il est certain que leur sensibilité de
relation est alors fort diminuée), il arrive bien
fréquemment que leurs membres sont atteints

par la congélation dans les établissemens où la prétendue insensibilité des aliénés est devenue à leur égard une règle de conduite; tous, d'ailleurs, sont loin de vouloir braver les intempéries des saisons, et les aliénés mélancoliques, surtout, sont extrêmement frileux. Il faut donc que les pièces communes dans lesquelles les malades se réunissent pendant le jour soient convenablement chauffées. Quant aux dortoirs, cette précaution m'a toujours paru inutile et même insalubre; et, pour les loges, je crois que dans l'hiver, la seule précaution indispensable à prendre est de les clore avec soin du côté de l'air extérieur, et surtout d'en couvrir le sol par une couche de paille quand il n'est pas parqueté. Dans tous les cas, l'on ne doit laisser à aucun aliéné la possibilité de se procurer du feu, même pour fumer.

Mais ce qui est le plus important, c'est de préserver les fous de l'humidité. La maladie la plus commune dans les maisons d'aliénés est, comme je l'ai déjà dit, le scorbut, et rien n'est plus propre à le prévenir que la sécheresse et la ventilation des lieux habités. Le linge donné à nos malades, même à ceux placés dans les infirmeries, est encore empreint d'humidité, faute de séchoir convenable, surtout dans la mauvaise saison; au défaut de la vapeur, si utilement employée sous ce rapport en Angleterre, ne pourrait-on trouver quelque moyen d'obvier à ce funeste inconvénient?

La propreté est, pour les aliénés surtout, un puissant moyen de guérison; mais souvent, dans les grands établissemens, l'eau suffit à peine aux usages intérieurs et aux bains! Comment pourvoir ensuite au lavage des pavés, à l'arrosement des cours, à la culture des jardins? Il serait donc à désirer qu'on eût recours à des moyens extraordinaires, tels que des puits artésiens ou des pompes à feu. Les avantages qu'on pourrait en retirer, sous plusieurs rapports et même pour le chauffage, dédommageraient amplement de l'augmentation des dépenses. Je ne me dissimule point cependant que ces procédés, vu les dispositions locales particulières à Bicêtre, nous priveraient d'un grand avantage, car on perdrait le manége, qui occupe un assez grand nombre de nos malades pour le service du puits qui fournit de l'eau à tout l'hospice; et d'ailleurs les bâtimens étant séparés comme ils le sont, il serait impossible de les faire communiquer tous à une chaudière commune. Cette circonstance serait peut-être un des plus forts argumens en faveur des constructions de formes

rayonnantes, parce qu'elles permettent le rapprochement de toutes les parties de bâtimens
vers le centre commun où la pompe doit être
placée.

*Nécessité de mieux rétribuer les surveillans et
les gardiens des aliénés.*

De tous les détails qui précèdent, il est facile
de conclure que la direction médicale d'une
maison d'aliénés n'est pas une œuvre aisée à
bien accomplir, et j'ajouterai que la direction administrative, ou même simplement la
surveillance générale de l'un de ces services,
exige également beaucoup de capacité et de zèle.
Je ne cesserai de le répéter : on attache chez
nous trop peu d'importance aux fonctions des
surveillans placés auprès des aliénés, et leurs
emplois ne sont point assez rétribués. En effet, il est indispensable qu'ils aient reçu une
certaine éducation, qu'ils soient doués d'une
véritable capacité, et cependant leurs appointemens ne sont que de deux cents francs.
Les garçons de service sont dans une position encore moins satisfaisante, car ils ne reçoivent qu'un modique salaire de cinq à dix
francs par mois, selon la classe à laquelle ils

appartiennent. Cependant ils doivent être jeunes, robustes, humains, et consacrer toute leur existence aux malheureux confiés à leurs soins; à chaque moment du jour et de la nuit, ils sont obsédés par les cris, les vociférations de nos malades, et même souvent leur vie est en danger. Pour tant de fatigues et d'inquiétudes, la rétribution mensuelle, en y ajoutant la nourriture et les vêtemens qu'ils reçoivent, ne s'élève pas au taux de la journée de l'ouvrier le plus mal payé.

Ne serait-il pas possible, Messieurs, d'améliorer le sort de la classe d'employés dont je viens de vous peindre la position malheureuse? ne pourriez-vous pas leur accorder une augmentation de traitement, ou mieux encore une organisation analogue à celle des infirmiers militaires qui ont montré un dévouement si intrépide dans quelques unes de nos glorieuses campagnes, et récemment encore au siége d'Anvers? Cette fixité donnée à leur existence, cette sécurité pour leurs vieux jours, et l'espoir d'un avancement régulièrement accordé, exciteraient puissamment leur émulation et soutiendraient leur zèle. Je dois vous répéter, à cette occasion, que les religieux et même les sœurs de la Charité ne peuvent, sans inconvéniens,

être employés dans les services d'aliénés, quoique certains exemples semblent prouver le contraire. Par un zèle estimable, sans doute, mais
mal entendu, les ordres religieux, en général,
ne savent point isoler assez la charité chrétienne
des exhortations et des pratiques religieuses;
ce qui, joint à leurs habits, est plus propre à exciter qu'à calmer le désordre d'esprit des insensés.

En Angleterre on s'est fait une autre idée du
choix des gens de service dans les établissemens
d'aliénés; on a compris qu'il valait mieux éco-
nomiser sur le nombre que sur les émolumens.
Aussi les employés subalternes y sont-ils payés
très généreusement et au même taux que les
domestiques des meilleures maisons de Londres. A Bethlem, le premier gardien gagne qua-
rante-cinq livres sterling (1125 fr.), et le traitement des gens de service, en général de vingt
à vingt-cinq guinées (4 à 500 fr.), s'élève dans
quelques maisons jusqu'à quarante, le tout indépendamment de la nourriture.

Ce vice dans notre administration en entraîne
un autre non moins grand. La difficulté de
trouver des gens de service sur lesquels on
puisse compter, et le désir d'occuper des fous
à toutes sortes de travaux, font que ceux-ci,
après leur guérison et même pendant leur

traitement, sont employés comme infirmiers. Mais si quelques aliénés, pendant leurs accès, sont enclins à obliger et à traiter avec bonté leurs compagnons d'infortune, et si cette occupation peut leur être personnellement utile, ce sont là des cas exceptionnels, et il n'en est pas de même pour les malades guéris, car, loin de compatir aux maux qu'ils ont eux-mêmes soufferts, ils sont, à quelques exceptions près, irascibles, durs et enclins à frapper. Comme hommes de service, les imbécilles ou les demi-idiots seraient préférables aux fous convalescens, si ces fonctions n'exigeaient de l'intelligence en même temps que de la force et de l'adresse. Enfin il ne faut pas oublier que la surveillance doit être aussi active la nuit que le jour, non seulement de la part des veilleurs, mais encore de la part des surveillans et des médecins, chacun dans ses attributions respectives.

Si je ne craignais de fatiguer votre attention, Messieurs, je vous prouverais par de nombreux exemples combien il est important d'entourer les aliénés de surveillans humains et éclairés. Pinel a illustré le nom de M. Pussin, surveillant, chargé de le seconder dans les soins qu'il donnait aux aliénés, en le citant avec éloge dans son immortel ouvrage sur la folie. Mes louanges sont loin de pouvoir être aussi profitables que celles de mon vénérable maître ; mais qu'il me soit permis de vous signaler, toutefois, les services rendus par les deux hommes qui se sont succédé dans le poste de commis surveillant de la cinquième division, depuis qu'en augmentant les appointemens et la considération attachés à cette place, elle a pu être offerte à des hommes capables et instruits. Je ne puis résister non plus au désir de vous parler de l'un de nos employés les plus subalternes, chez lequel un zèle toujours actif et l'excès du travail ont déterminé un choléra mortel. Le sieur Ansermier, jardinier en chef de Bicêtre, avait habituellement sous sa direction un grand nombre d'aliénés, soit pour la culture des jardins, soit pour l'exécution des travaux de terrasse que les nouvelles constructions et des chemins établis autour de l'hospice ont exigés ; il leur donnait constamment l'exemple du silence et d'un travail non interrompu ; quand il leur parlait, c'était avec calme et gravité, et jamais il ne leur adressait un reproche injuste. Eh bien, en saisissant l'occasion d'honorer la mémoire de ce malheureux père de famille, j'avouerai franchement que, parmi le nombre des cures que j'ai eu le bonheur d'obtenir, quelques unes n'auraient peut-être pas eu lieu sans l'aide du pauvre et estimable jardinier (*).

Du vêtement des aliénés.

Le vêtement des aliénés réclame une attention toute particulière : presque tous les fous sont vains et orgueilleux; pour le plus grand nombre, ils ont eu, avant l'invasion de leur maladie, une vie pleine de vicissitudes; souvent ils ont possédé quelque fortune que le désordre de leur esprit les a portés à dissiper. Les vêtemens en mauvais état humilient extrêmement leur amour-propre, et quelquefois même augmentent leur délire; ils préfèrent rester nus plutôt que de porter des haillons, et rien, dans ce cas, ne peut vaincre leur obstination. Des vêtemens en étoffes grossières et solides, mais taillés sur un même modèle et entretenus avec propreté, ménageraient les vanités puériles de la folie. Ce soin aurait, en outre, l'avantage de tranquilliser les familles sur le sort de ceux des leurs qu'elles viennent visiter, et de ne point les faire rougir de la nécessité où elles se sont trouvées de les placer dans un hospice.

(*) Le Conseil général des Hospices a voté une augmentation de salaire pour nos infirmiers depuis que ce travail a été livré à l'impression.

C'est ici le moment d'appeler votre sollicitude, Messieurs, sur l'habillement des aliénés de Bicêtre. En été, leur costume est satisfaisant : des vestes et des pantalons de toile leur sont délivrés; mais, en hiver, ces malheureux s'irritent de n'être couverts que de la dépouille des morts, ou des rebuts des indigens de l'hospice des Vieillards. Il est vrai qu'ils présentent ainsi l'aspect de la plus désolante misère, et qu'ils sont à peine garantis des injures de l'air. Ce serait faire une action doublement méritoire que d'établir, ainsi que cela existe dans plusieurs établissemens d'Angleterre, des ateliers où les aliénés fabriqueraient l'étoffe destinée à leur usage, car cette mesure leur procurerait un travail récréatif et des vêtemens beaucoup plus convenables.

La chaussure de nos malades réclame des améliorations encore plus impérieuses ; car, sur ce point, il ne s'agit pas seulement de satisfaire leur vanité ou de les garantir des impressions du froid, ce à quoi parviennent aujourd'hui une grande partie de nos malades en se livrant à des travaux manuels; il s'agit encore de les soustraire à quelques dangers, et de les mettre à même d'exécuter les travaux qui leur sont confiés ou que l'on exige d'eux. A Bicêtre, tous les aliénés sont chaussés avec des sabots;

les aliénés agités les brisent, et souvent même ils se blessent entre eux à l'aide de ces armes singulières : ceux qui consentent à les conserver, n'ayant pas en général l'habitude d'en faire usage, sont bientôt mis dans l'impossibilité de marcher par la pression que cette chaussure exerce sur le talon ou sur le cou-de-pied. Pour l'hiver, les sabots peuvent être conservés ; mais il faudrait rendre cette chaussure plus commode et plus légère. Pour l'été, il me semble indispensable de donner des souliers à des hommes dont on exige de longues courses ou des travaux, et qui d'eux-mêmes, d'ailleurs, se livrent à beaucoup d'exercice. Tous nos travailleurs aussi doivent avoir la tête garantie des ardeurs du soleil par de larges chapeaux de paille. Il serait superflu, je crois, d'en faire sentir la nécessité.

Régime alimentaire qu'il convient d'accorder
aux aliénés.

Sous le point de vue général, le régime alimentaire doit être abondant et sain dans les maisons d'aliénés ; car ces malades se livrant à beaucoup d'agitation et d'exercice, ou bien encore étant pour la plupart épuisés de longue date par des privations ou des excès de tout genre, une nourriture *substantielle* et *variée* leur est nécessaire, ne fût-ce que pour prévenir le scorbut et toutes les maladies atoniques qui sont celles auxquelles les aliénés sont le plus sujets.

En Angleterre, le régime alimentaire est à peu près le même dans toutes les maisons d'aliénés, et pour les deux sexes. Trois jours de la semaine ils ont les vivres gras, et pendant les quatre autres jours les vivres maigres. Cette dernière nourriture se compose, pour déjeûner, d'un bol de bouillon d'orge et de deux onces de pain ; pour dîner, d'une soupe au lait, sept onces de pain, deux onces de fromage et une demi-bouteille de bière ; au souper, on leur distribue sept onces de pain et deux onces de fromage. Les jours de vivres gras, ils reçoivent une même quantité de pain et de bouillon pour déjeûner que pour les jours maigres, et le dîner se compose de huit onces de viande, d'une livre de pommes de terre et d'une bouteille de bière.

Le régime alimentaire a reçu à Bicêtre plusieurs améliorations : les aliénés incurables ont un régime gras et un régime maigre, ainsi que les indigens de l'hospice. Les aliénés en traitement reçoivent la ration que nous indiquons, c'est à dire grasse ou maigre ; mais nous sommes encore bien restreints sur la possibilité de varier le régime et de satisfaire quelque fantaisie ou de vaincre l'obstination de quelques malades qui refusent toute espèce de nourriture, en leur distribuant des alimens capables de flatter leur sensualité. Je pense aussi que, dans nombre de cas, quelques vins généreux donnés à ceux de nos malades qui sont atteints du scorbut ou de dévoiemens chroniques seraient d'une grande utilité. Le défaut de ressources en ce genre pourrait peut-être expliquer pourquoi le choléra–morbus a sévi avec tant de rigueur parmi nos malades, qui d'ailleurs, contre l'opinion commune, semblent prédisposés à cette maladie, et pourquoi aujourd'hui encore nous en ressentons quelquefois les funestes influences.

Moyens de répression, de distraction ou d'encouragement qui peuvent être mis en usage.

Il est bien reconnu que le médecin doit apporter une grande douceur dans ses relations avec les aliénés, mais il est cependant nécessaire qu'il ait à sa libre disposition quelques

moyens coercitifs qui permettent de réprimer
toute infraction à la règle établie pour le bien-
être particulier ou général des infortunés confiés à ses soins.

Le docteur Balmano et quelques autres médecins anglais, pour vaincre l'obstination de
certains maniaques, bien portans d'ailleurs,
qui ne veulent se soumettre à aucune
règle et ne se livrer à aucun soin, em-
ploient un moyen qui m'a paru procurer quelques avantages entre leurs mains, mais dont je
n'ai cependant pas fait usage : ce moyen consiste à faire avaler de force au malade quelques
doses d'eau émétisée, et cette pratique est
répétée jusqu'à ce que le maniaque soit plus
docile.

La machine rotatoire, qui parfois produit le
même résultat, est un moyen que je désap-
prouve hautement, et dont, je pense, il faut
interdire entièrement l'usage, car il ne se borne
pas toujours à causer quelques nausées, il détermine souvent les congestions cérébrales les
plus dangereuses. J'ai sollicité la construction d'un fauteuil mécanique, mais il n'était
point destiné à devenir un moyen de répression, en imprimant aux malades un mouvement de rotation difficile à supporter. Son

usage aurait été de procurer, aux aliénés para
lytiques ou atteints du scorbut, un mouvement
oscillatoire en plein air et pareil à celui d'une
voiture ; et je ne doute nullement qu'on n'en
eût obtenu des avantages marqués, indépendamment de l'utilité dont il aurait été pour occuper les bras de quelques aliénés qui l'auraient
mis en mouvement; l'établissement de cette
machine eût été coûteux, et cette raison a em-
pêché d'en faire l'essai. M. Coriolis, ingénieur
très habile, qui, d'après le but que je me pro-
posais, en avait exécuté le dessin, a décrit,
dans le journal de physiologie de M. Magen-
die, le mécanisme de ce fauteuil, et a démontré
avec autant de méthode que de lucidité quel
effet cette machine devait avoir sur les corps
auxquels elle aurait communiqué le mouvement.

Le moyen employé dans l'asile des aliénés à
Florence m'a paru assez singulier pour devoir
être mentionné ici. Deux gardiens saisissent ceux
des fous qui refusent toute nourriture, et les
font valser jusqu'à ce que, étourdis par le mouvement de rotation, ils demandent grâce. Je
n'ai pas cru, toutefois, devoir mettre cet usage
en pratique, dans la crainte que les gens de
service n'abusassent d'un moyen aussi divertis-

sant de soumettre les malades indociles. D'ailleurs, mon opinion personnelle est que les
genres de répression doivent toujours être
choisis dans l'intérêt de la cure de ceux qui en
sont l'objet, et la valse peut avoir une partie des
inconvéniens de la machine rotatoire. Si pour
habituer les aliénés à l'ordre, à la discipline, on
feint de punir leurs écarts, tout sentiment de
rigueur et surtout de vengeance doit être soi-
gneusement écarté, et l'expédient mis en usage
pour réprimer doit devenir curatif s'il est appliqué avec discernement et dicté par l'humanité. Il faut surtout que les punitions et les
récompenses soient immédiates, car elles
produisent d'autant moins d'effet qu'elles s'é-
loignent davantage de l'action qui les a pro-
voquées. Voici, au reste, les seuls moyens
que j'emploie, en les classant d'après leur
degré d'importance et par conséquent selon
la fréquence de leur application. L'isolement,
la privation du travail ou bien de quelque
aliment pour lequel le malade paraît avoir
de la préférence, la camisole ou gilet de force
pour un certain temps, et enfin, si la saison et
l'état du malade le permettent, les douches d'eau
froide sur la tête. Si les chaînes n'avaient pas
dû être bannies avec horreur des maisons d'a-

liénés, on pourrait quelquefois employer avec succès les manchons, les manicoles; mais l'abus qu'on est porté à faire de tout, et la crainte de rappeler l'idée des fers, m'empêchent de con- seiller tout autre moyen de répression sévère que la camisole, encore bien que, dans certains cas, les menottes me paraissent, comme l'affir- ment en général les médecins anglais, devoir être d'une notable utilité.

La possibilité de changer de dortoir ou de loge un individu, de lui donner, soit avec les autres malades, soit avec les gens de service, des rapports nouveaux, et celle d'accorder à cet égard quelque chose à ses désirs, ou de rompre des habitudes qu'il a contrac- tées, sont des moyens qui, soit comme ré- pression, soit comme récompense, suffisent quelquefois, lorsqu'ils sont judicieusement employés, pour ramener au calme et à la doci- lité un malade fort exigeant ou fort agité. En effet, l'isolement individuel et complet des alié- nés n'est point d'une nécessité absolue; ce qu'il importe, c'est de les éloigner des personnes avec lesquelles ils ont des rapports habituels, et qui, par des soins mal entendus, des exhor- tations intempestives, ou des reproches, même mérités, peuvent aggraver le délire ou le faire éclater.

En général, et dans l'emploi des moyens de répression comme dans le traitement moral des aliénés, il ne faut pas perdre de vue que la plus grande partie d'entre ces malades n'est pas absolument privée de raison, c'est à dire qu'ils ne sont pas inaccessibles à la crainte, à l'espérance et même aux sentimens affectueux. L'objet principal est de leur appliquer en quelque sorte un nouveau système d'éducation, de rompre leurs habitudes et de donner une nouvelle direction à leurs idées ; il faut les subjuguer d'abord pour prendre sur eux un ascendant favorable, les encourager ensuite, exciter leur bienveillance par les mobiles les plus puissans, sans employer, s'il est possible, une rigueur non seulement inutile, mais qui, en stimulant chez eux les passions vindicatives, prolongerait la durée de leur maladie. Je ne saurais trop le répéter, d'après ce que j'ai remarqué dans les établissemens anglais, et ce dont j'ai acquis la certitude par ma propre expérience, les moyens les plus efficaces pour *soumettre* les aliénés sont, dans la première période du traitement, l'ordre, la douceur mêlée de fermeté, les distractions, et plus tard le travail.

J'ai déjà demandé qu'on mît à ma disposition une petite bibliothèque composée de livres d'un bas prix, fussent-ils même dépareillés, et cette demande m'a été suggérée par l'intérêt avec lequel la plupart des aliénés de mon service écoutent la lecture des journaux. Elle a le privilége de captiver leur attention et de les intéresser sans les fatiguer : sous ce rapport, il serait important de leur faire parvenir régulièrement quelques feuilles publiques dont la lecture aurait lieu dans toutes les sections, excepté toutefois dans la salle d'admission et pour le petit nombre de malades dont l'état exige une réclusion isolée. Cette mesure ne nécessiterait qu'une bien faible dépense, car les journaux qui auraient quelques jours de date seraient encore une nouveauté pour les pauvres reclus; il serait même désirable que la bibliothèque fût distribuée de telle sorte que les aliénés pussent y lire et écrire à volonté. Ce serait là un grand moyen d'émulation, de récompense, et même de punition, car celui qui aurait commis quelque infraction en serait exclus pour un laps de temps déterminé d'après la gravité de la faute. Dans une lettre adressée à M. Desportes, j'ai fait la demande de papier, plumes, encre, etc., enfin de tout ce qui est nécessaire pour permettre à certains aliénés de correspondre avec leurs parens ou amis. Ce moyen, ainsi que la création du cabinet de lecture, serait un des plus favorables pour établir entre les aliénés une espèce de société; et, sans exciter leurs passions, il contribuerait à réveiller les facultés intellectuelles et affectives.

L'idée d'introduire un spectacle dans des maisons de ce genre et de laisser jouer la comédie aux individus qui les peuplent est inexécutable et aurait nécessairement pour résultat d'accroître leur délire en leur présentant le tableau des passions humaines. Tous les essais de ce genre ont été malheureux, mais je dois dire que ce n'est point en Angleterre qu'ils ont été tentés.

Quant aux rapports que les aliénés peuvent avoir avec leurs amis ou avec leurs familles, cette faculté exige de grands ménagemens, et l'application d'une semblable mesure doit être modifiée suivant les circonstances; car bien souvent ce sont les parens eux-mêmes qui ont déterminé la folie chez un des membres de leur famille. Pour quelques aliénés, l'isolement complet serait nuisible cependant, et la permission de voir quelqu'un leur est parfois d'une grande utilité; mais le moment opportun pour les communications de ce genre est difficile à saisir. Il peut être apprécié seulement par le

médecin, qui doit, dans ces cas, observer lui-
même, et sans être aperçu des malades, l'effet
produit par une première entrevue. Il est dès lors
indispensable d'établir dans les maisons d'aliénés un *parloir* qui offre quelques dispositions
particulières : je ne les indiquerai point ici,
tant elles sont faciles à supposer, mais j'appel-
lerai votre attention sur cette partie de notre
service qui exige une grande amélioration, et
qui, jusqu'à ces derniers temps, était restée
dans l'état le plus misérable. Au reste, les préceptes généraux donnés à l'égard de l'isolement
des aliénés me semblent trop exclusifs, car s'il
faut, autant que possible, éloigner d'eux tout
ce qui est capable d'exalter leur sensibilité ou
leur imagination comme des causes propres
à entretenir ou à exciter leur délire, il n'est pas
moins utile de les entourer de tous les objets
capables de les distraire de leurs préoccupations
habituelles. Il ne faut pas confondre l'isolement
avec la solitude : celle-ci est souvent profitable
aux hommes d'un esprit sain et élevé, tandis
qu'un isolement rigoureux peut devenir, pour
un esprit faible ou malade, une cause d'incurabilité.

Il n'en serait pas ainsi, peut-être, pour la
musique, et j'aurais voulu pouvoir essayer mé-

thodiquement l'emploi de ce moyen, mais la chose est difficile : le son des instrumens, en général, agite et même inquiète les aliénés. C'est isolément qu'il faudrait les soumettre à l'influence d'une musique habilement dirigée.

J'ai souvent été à même de faire une observation qui, du reste, Messieurs, n'avait pas échappé à la sagacité de M. Desportes; c'est que la présence de quelques ouvriers étrangers occupés à des travaux dans l'intérieur des asiles d'aliénés, loin d'être pour ceux-ci une cause de désordre et d'irritation, était au contraire une circonstance qui, en attirant vivement leur attention, devenait utile et développait presque toujours chez eux le désir de travailler. Le seul inconvénient que puisse avoir le concours d'un certain nombre d'ouvriers, dans un établissement consacré au traitement de la folie, ne dépend pas de leur présence, mais bien de leurs propos grossiers, ou du penchant naturel que les hommes privés des bienfaits de l'instruction ont à s'amuser du délire des aliénés et même à en provoquer les accès.

Les *étrangers* qui visitent ces maisons, s'ils sont accompagnés par le médecin, et si leur but est de s'instruire et non de satisfaire une simple curiosité, peuvent contribuer à procurer une distraction utile aux fous et même leur donner du calme. La présence des visiteurs qui ne sont connus d'aucun de nos malades ne cause une impression vive ou fâcheuse dans notre service que lorsqu'elle est trop fréquente, ou bien quand elle n'est pas convenablement ménagée: c'est ce que j'ai continuellement l'occasion d'observer pour les élèves ou les médecins étrangers qui suivent nos visites; très souvent, par une heureuse application du précepte d'Hippocrate, qui veut que l'on fasse concourir jusqu'aux assistans à la guérison des malades, j'utilise la présence des spectateurs en les appelant en témoignage pour donner du poids à mes assertions auprès de quelques aliénés. Je conviens toutefois que ces visites, si l'on veut les utiliser pour l'enseignement de la science, exigent beaucoup de circonspection et de prudence; qu'il serait presque impossible d'appliquer cet enseignement aux établissemens qui reçoivent des femmes, tant les impressions causées par la différence des deux sexes sont vives chez les fous en général. Dans tous les cas, les élèves étrangers à la maison doivent rigoureusement se borner à prendre des notes sur les malades que l'on interroge devant eux et qui ont été d'avance signalés à leur attention. Il importe également que toute dissertation clinique soit remise au moment où, la visite étant terminée, l'on récapitule et l'on analyse les observations des élèves et ses propres souvenirs.

Ces préceptes viennent d'être justifiés par une expérience récente. En profitant de l'autorisation que vous avez bien voulu me donner, j'ai créé, depuis 1833, un enseignement à Bicêtre dans le service des aliénés. La nouveauté du sujet, sans doute, faisant oublier la distance qui sépare cet hospice de Paris, attire à mes visites, je dois le dire, un assez grand concours d'auditeurs, et nul inconvénient n'en est résulté : chacun des assistans a su apprécier la difficulté de notre position, aucun d'eux n'a adressé de questions aux malades : ceux-ci de leur côté, pris avec adresse et douceur, trouvent, pour la plupart, des charmes à nos conversations ; quelquefois même ils vont au devant de mes interrogations et de notre examen, tant ils sont empressés de se justifier, devant des étrangers, de leur présence dans la maison et d'expliquer les motifs de leurs actions. Ils donnent ainsi, par leurs discours, des descriptions bien plus vraies, bien plus animées que je saurais le faire, des diverses espèces de délires. Pour les paralytiques, les idiots, et même pour les individus atteints de maladies convulsives et d'épilepsie, à quelques ménagemens près, la médecine clinique peut être enseignée comme avec d'autres malades ; enfin, je puis l'affirmer aujourd'hui sans crainte d'être démenti, l'enseignement clinique peut, sans inconvénient, être établi dans les hôpitaux destinés à recevoir les hommes affectés de maladies nerveuses.

Dans la première partie, en répondant aux questions qui m'ont été posées sur le service des hôpitaux et hospices d'Angleterre, je vous ai fait connaître, Messieurs, les plaintes exprimées par nos confrères anglais sur les entraves qu'apporte dans leur service le peu d'autorité ou l'autorité incomplète, qui leur est déléguée. En France, nous sommes, sous ce rapport, plus heureux ; car, en général, les administrations nous laissent la liberté entière d'agir comme nous le croyons convenable ou utile au bien-être de nos malades. Cependant tous les médecins chargés de la direction des services d'aliénés, et le docteur Esquirol entre autres, répètent sans cesse, comme si le principe était contesté, que l'autorité du médecin ne saurait être trop absolue dans ces maisons. Je proclame, comme mes confrères, l'utilité du principe; mais je demande néanmoins que notre autorité soit limitée, qu'elle ne s'étende et ne devienne complète que dans le cas où le médecin aura prouvé qu'il n'abusera pas de son pouvoir, et qu'il l'exercera avec autant de discrétion que de talent et de sagacité. Ce que je veux, c'est que, pour obtenir cette confiance illimitée, le médecin soit d'abord charitable et modeste; qu'il ne soit point aveuglé par le prestige de l'autorité qui lui est confiée; qu'il ne s'oppose point à l'intervention de l'autorité administrative ou judiciaire quand elle peut avoir lieu sans danger; qu'il ne prenne point sur lui la responsabilité attachée à la solution de toutes les questions difficiles dont l'état des aliénés peut devenir à chaque instant l'objet.

Avec ces conditions, je ne balance pas à dire que l'autorité du médecin doit être sans limites sous le rapport du traitement et de la direction intérieure des établissemens d'aliénés. A cet égard, Messieurs, la réflexion et l'expérience vous ont suffisamment appris que la direction médicale d'un service d'aliénés ne ressemble en rien à celle d'un hôpital ordinaire. Un médecin d'aliénés, en outre du traitement médical, doit encore s'occuper de tous les détails administratifs qui peuvent concourir à la guérison de ses malades. Mais, je ne saurais assez le répéter, il ne doit point se regarder comme étant, de plein droit, l'arbitre souverain de toutes les difficultés ; l'autorité qu'il exerce doit être en rapport avec la confiance qu'il a su inspirer ; et, pour accomplir une si grande mission, il ne suffit pas qu'il possède les connaissances ordinaires de son art, il doit y joindre un caractère de justice et de fermeté que rien ne puisse ébranler. L'art de diriger une maison d'aliénés n'est point aussi différent de l'art de gouverner les hommes raisonnables qu'on pourrait le supposer, et il faut avoir long-temps vécu parmi ces malades pour savoir jusqu'à quel point ils sont susceptibles d'apprécier la droiture et l'équité, et combien le fanatisme de la justice est commun chez eux. Quant à moi, je suis tellement persuadé que les idées qui occupent un peuple exercent une grande influence morale même dans les maisons d'aliénés, que je ne voudrais pour rien au monde être placé aujourd'hui à la tête d'un service de ce genre, si la séquestration des fous n'était entourée de formes administratives ou judiciaires qui lui donnassent le caractère de la légalité, et si je ne pouvais démontrer à chacun de nos malades que les lois ont été scrupuleusement observées à son égard.

Je désire même qu'en entourant ces formalités de précautions convenables, les agens de l'autorité multiplient leurs visites et leur surveillance dans le service qui m'est confié. Je reviendrai sur ce point en parlant de la médecine légale relative aux aliénés; mais je dois dire de suite que si je sollicite ces mesures, c'est moins dans l'intention de corriger des abus, heureusement très rares, que dans le but de les rendre impossibles et de donner une position plus tranquillisante aux aliénés. En Angleterre, leur réclusion était entourée, il y a quelques années, de moins de précautions que parmi nous ; mais ce peuple réfléchi a senti, depuis l'époque dont je parle, la nécessité de réformer ou de compléter sa législation sur ce point. Nous vous ferons connaître plus tard les nouvelles mesures qui ont été prises.

La statistique des maisons d'aliénés doit être un objet d'attention de la part du médecin, afin qu'il puisse suivre la marche de la maladie dans ses diverses périodes. Les cahiers d'observations, s'ils sont tenus avec le soin qu'ils réclament, seront de véritables archives, et deviendront, pour la science, des mines fécondes d'instruction. En Angleterre, on n'en fait point usage ou, s'il existe de ces cahiers, ils sont tenus tellement secrets, qu'ils deviennent, par cela même, inutiles. Quant à moi, j'en ai toujours apprécié l'importance, et j'ai la vanité de croire que cette partie de mon service laisse peu à désirer. Pas un des individus de la division des aliénés n'est inconnu sous le rapport des phénomènes maladifs qu'il a éprouvés ; pas un n'a été guéri sans que des notes l'aient accompagné jusqu'au moment de sa sortie, et presque aucun n'a succombé, quelle qu'ait été la cause de sa mort, sans que l'examen anatomique du cadavre n'ait été fait. Enfin, pour rendre nos observations aussi complètes que possible, nous ne nous contentons pas des seules impressions de nos sens, chaque jour nous prenons des informations auprès des familles des aliénés, afin de pouvoir connaître toutes les particularités qui ont signalé le début de la maladie.

Vous le voyez, Messieurs, par l'exercice de cette foule de devoirs, la carrière que doit suivre un médecin d'aliénés est semée de tant de difficultés, que pour la parcourir il faut y consacrer sa vie. Chez lui les qualités morales doivent être réunies à celles qui donnent au caractère la force, la douceur et la persévérance ; la finesse et la sagacité d'esprit ne sont nulle part plus

nécessaires ; nulle part, non plus, la considération qui s'attache à l'instruction et au véritable
mérite n'est plus indispensable au succès, ni plus
difficile à conserver. Les fous ont généralement
de la pénétration , de la finesse ; ils causent, ou
plutôt discutent avec chaleur ; il faut les écou-
ter patiemment pour apprécier avec exactitude
l'état de leur intelligence et de leurs facultés ;
enfin , il faut leur répondre pour obtenir sur
eux un ascendant salutaire, et toujours et dans
tous les cas, ce qui n'est pas facile, avoir raison
avec eux. Vous conclurez de ces faits, je l'espère, Messieurs , qu'il serait on ne peut plus
avantageux que cette partie importante de l'art
de guérir devînt plus généralement l'objet d'é-
tudes spéciales, et que les élèves qui s'y livre-
raient fussent dédommagés , par certains avantages, des sacrifices qu'ils auraient à faire pour
acquérir ce genre d'instruction et se mettre en
état d'offrir les garanties que l'on doit exiger
d'un médecin d'aliénés ; vous en conclurez pareillement, je crois, que des places de ce genre,
lorsqu'elles sont convenablement remplies, devraient assurer l'existence des hommes qui s'y
dévouent. Presque partout, en Angleterre, il en
est ainsi ; en France, cela n'a lieu que dans un
bien petit nombre de localités. Les hospices de

Paris , attendu surtout leur éloignement du centre de la ville , méritent peut-être votre sollicitude à cet égard.

En ce qui me concerne , je dois dire aussi que plusieurs des mesures que vous avez prises m'ont puissamment aidé à surmonter d'aussi grandes difficultés ; vous avez consenti à m'adjoindre un médecin surveillant qui avait déjà fait, près de moi, pendant plusieurs années, comme élève interne, ses preuves de zèle et de capacité. Il vous reste encore, je crois, sous le rapport du personnel médical dans les services d'aliénés, un pas à faire : un certain nombre d'élèves , parmi ceux qui se destinent à la carrière de l'internat, devraient être spécialement dirigés vers ces services, où ils passeraient au moins deux années ; quelques avantages, tels que celui d'avoir, indépendamment de leurs appointemens , une nourriture et un logement convenables, les dédommageraient du travail et des fatigues qu'exigent ces services spéciaux quand on veut remplir tous les devoirs qu'ils comportent. Je désirerais alors que les deux élèves internes et l'élève externe attachés à la cinquième division fussent exclusivement chargés du service des gardes dans cette division.

Jusqu'à quel point est-il possible de se livrer aux pratiques religieuses dans les maisons d'aliénés ?

Une question non moins délicate que la précédente est celle de l'exercice du culte pour les fous. En général, les pratiques religieuses, et surtout celles auxquelles on se livre en commun, doivent être interdites dans les maisons destinées aux aliénés. Il faut s'abstenir aussi de placer des croix ou des images dans les salles qu'ils occupent. Ces pratiques et ces signes ont l'inconvénient grave de blesser les malades qui ne suivent pas la religion professée, d'augmenter le délire des maniaques religieux, et de porter à toutes sortes de désordres les maniaques indévots. Il est cependant bien, et cela même à titre de récompense, de conduire quelques malades aux exercices du culte dans une chapelle séparée, ainsi que cela se fait dans quelques asiles d'aliénés en Angleterre ; mais nous manquons, dans l'hospice de Bicêtre, d'un local convenable pour imiter nos voisins. Ceux de nos malades auxquels nous accordons cette preuve de confiance sont conduits dans la chapelle commune, au milieu des autres ha-

17

bitans de l'hospice, et quelquefois leur conduite, dans ce cas, a été un sujet de scandale.
On éviterait cet inconvénient en les plaçant dans un lieu où la discipline habituelle
pût être maintenue; l'exercice du culte serait
alors une occasion de dominer la versatilité de
leur esprit et de leur inspirer de la réserve;
alors, aussi, des exhortations faites avec douceur et habileté sur la tolérance et la charité
chrétiennes pourraient produire de bons effets.
Dans les asiles d'aliénés fondés par les Quakers,
en Pensylvanie, les malades sont conduits deux
fois par semaine à la chapelle de la maison. Cette
mesure me paraît trop souvent répétée ; mise en
usage avec prudence, elle présenterait des avantages. Beaucoup de discernement et beaucoup
de tolérance seraient des qualités indispensables pour le ministre attaché à une maison
d'aliénés.

*Du travail considéré comme moyen de disci-
pline et de guérison pour les aliénés.*

Il a été remarqué dans tous les pays que,
dans les maisons où les aliénés sont soumis à
un travail corporel, les guérisons sont plus

nombreuses que dans les établissemens où sont admis les aliénés d'un rang supérieur ou d'une classe opulente, et dans lesquels on ne pratique aucun exercice de ce genre. A Wackefield, à York, dans la maison des Quakers, ainsi que dans plusieurs autres établissemens d'Angleterre, le travail est considéré comme un des moyens curatifs les plus favorables aux aliénés. J'ai fait moi-même une grande et heureuse expérience de son efficacité comme moyen disciplinaire et comme moyen de guérison. Les travaux corporels sont encore plus indispensables aux fous qu'aux autres hommes, car ils peuvent bannir des maisons d'aliénés le scorbut, maladie qui n'est pas seulement causée par un mauvais régime, mais bien encore et avec plus d'intensité, pour certains malades, par le défaut d'action musculaire. D'ailleurs, le travail, plus efficacement que tout autre moyen, peut calmer l'esprit agité des maniaques, rompre leur préoccupation constante, détruire de mauvaises habitudes et procurer quelques heures d'un repos bienfaisant à des malheureux qui, généralement, sont privés de l'influence salutaire du sommeil.

Quoique le travail soit partout préconisé, en définitive il est rarement mis en usage, et si

on en excepte Bicêtre, la Salpêtrière et l'asile
de Saint-Yon, à Rouen, où un médecin jeune,
habile et plein de zèle a introduit tous les perfectionnemens existant dans nos hospices, ce
moyen curatif n'est point employé en grand,
que je sache, dans les établissemens d'aliénés
de France. A la Salpêtrière, toutes les malades
sont occupées à quelques détails de service, ou à
des ouvrages de tricot ou d'aiguille. Un grand
nombre d'entre elles doivent à cette excellente
coutume, non seulement un retour bien con-
firmé à la raison, au lieu d'une convalescence
incertaine, mais encore, pour le moment où
elles quittent la maison, des moyens d'existence qui les dispensent de se livrer à des travaux trop pénibles, et qui, en prévenant les
horreurs de la misère, les soustraient à l'influence de la cause la plus fréquente des rechutes.

Malheureusement, je le répète, cet usage
est loin d'être répandu. Dans les maisons destinées aux aliénés indigens, on manque ordinairement des ressources nécessaires et des localités convenables pour favoriser le travail;
dans celles où sont placés les aliénés qui appartiennent à des familles opulentes, les ressources
abonderaient, mais le défaut d'habitude pour

les travaux manuels, et surtout la morgue vaniteuse de cette espèce de malades, ont rendu infructueuses, jusqu'à présent, toutes les tentatives de ce genre. Je pense qu'elles doivent être répétées avec persévérance dans le traitement d'une maladie souvent incurable, et qui place dans les mêmes conditions le riche et le pauvre, et que l'on devrait y employer tous les ressorts de la persuasion, même de la sévérité, si elle était nécessaire. Un moyen de guérison reconnu efficace pour les uns ne peut pas, sur des motifs frivoles, être dédaigné pour les autres *.

Les épileptiques incurables, mais non aliénés, et dont les accès ne sont pas fréquens, peuvent être, ainsi que les imbécilles ou idiots, jouissant d'une bonne santé, obligés au travail dans l'intérêt même de leur santé et de leur propre existence. La loi du 4 juillet 1799 (16 messidor an 7) peut donc leur être appliquée. Elle

* En visitant, pendant l'impression de ce rapport, la maison de santé de MM. Falret et Voisin, établie à Vanvres, j'ai pu m'assurer que ces deux médecins font tout ce qui est en leur pouvoir pour déterminer les malades que leur bel établissement contient à se livrer à quelques travaux de jardinage ou d'agriculture. Déjà quelques succès ont couronné leurs efforts.

porte, article 13 : « Le Directoire fera intro-
» duire dans les hospices des travaux conve-
» nables à l'âge et aux infirmités de ceux qui
» y seront entretenus.» Il peut en être de même
des aliénés incurables dont le délire est partiel
et qui ne sont pas dangereux. Quant aux aliénés et aux épileptiques en traitement, le travail
ne doit être considéré que comme un moyen de
guérison, et par conséquent demeurer faculta-
tif. Ce sont les médecins et les surveillans qui
doivent faire en sorte que le travail soit envi-
sagé par les malades comme un agrément,
une récompense même, et non comme un devoir, ou une nécessité qui aurait pour cause
immédiate l'état de leur esprit.

A Bicêtre, profitant, depuis huit années, des
nombreux travaux exécutés dans cet hospice,
et osant braver la responsabilité de placer entre les mains des malades les instrumens nécessaires, nous occupons journellement, quand
le temps le permet, plus de cent cinquante
aliénés à des ouvrages de terrasse, de culture,
de maçonnerie, de badigeonnage, de menui-
serie, de serrurerie et même de charpente. Aucun accident n'est encore venu troubler la sa-
tisfaction que j'éprouve à voir travailler nos
malades, et il faudrait qu'il en arrivât de bien

inattendus et de bien graves pour balancer les avantages que le travail leur a procurés. L'état sanitaire de la division des aliénés et la tenue générale ont infiniment gagné à cette mesure; les guérisons sont devenues plus rapides, les rechutes plus rares. Tel maniaque, mis au travail de la brouette quelques jours après son entrée et à peine sorti du délire le plus intense, peut bien profiter de l'intervalle du repos pour jeter son bonnet en l'air et pour débiter des extravagances; mais, encouragé par l'exemple des autres travailleurs et par les exhortations des surveillans, il se remet à l'œuvre, et le soir, en rentrant au dortoir, il s'abandonne au sommeil le plus calme et le plus bienfaisant. Un fait trop remarquable pour que je le passe sous silence, en vous entretenant des effets surprenans du travail chez les aliénés, c'est qu'aucun de nos malades n'a été incommodé par l'ardeur du soleil, quoiqu'ils y fussent exposés, comme des ouvriers ordinaires, pendant toute la durée des beaux jours de l'été. L'action tonique et dérivative du travail a préservé leurs cerveaux excitables des suites ordinaires de l'insolation. L'action du soleil, loin d'être malfaisante pour eux, semble, au contraire, leur avoir donné des forces nouvelles, en imprimant les plus profondes modifications à leur constitution, aussi irritable qu'elle est en général épuisée.

Au nombre des genres de travaux les plus convenables aux aliénés, on peut placer la filature et la tisseranderie ; car ils exigent de l'attention, de la patience, et peuvent être exécutés sans le secours d'aucun outil dangereux. Dans quelques maisons d'Angleterre et notamment à Wackefield, plusieurs métiers sont montés et servent à fabriquer des étoffes pour les malades eux-mêmes. A Bicêtre, un local très convenable est déjà disposé à cet effet, mais il sert en ce moment de dortoir aux convalescens ; et pour qu'on pût le rendre à sa destination première et donner aux convalescens une habitation convenable, il faudrait construire le dortoir qui leur est assigné dans le plan général. Il serait nécessaire d'ailleurs d'avoir plusieurs espèces de travaux, afin de pouvoir les proportionner aux forces physiques et aux habitudes des malades, et pour les y soumettre tous indistinctement ; car, je dois encore le répéter ici, ce ne sont point des discours, des sermons, des preuves morales contre la réalité de leurs maux, de leurs tourmens, de leurs craintes, de leurs superstitions qu'il faut aux aliénés ; tout cela, pour l'ordinaire, est inutile ou pernicieux. Physiquement, il faut activer l'action des autres organes en donnant du repos au cerveau. Moralement, ce sont, comme aux enfans, des distractions de tout genre qui sont nécessaires aux insensés, et l'on ne doit pas oublier que Cicéron et Montaigne ont dit que la diversion était le plus puissant remède aux maladies de l'ame.

C'est à l'aide de cette diversité de moyens et de ressources mis par vous, Messieurs, à ma disposition, que je suis parvenu à des résultats importans et auxquels, en définitive, tous nos efforts doivent tendre.

1°. Depuis 1826, la population de la cinquième division de l'hospice de Bicêtre n'est point augmentée, ce qui arrive ordinairement dans les maisons destinées à recevoir des aliénés en traitement et des aliénés incurables ; ce qui était arrivé ici, d'ailleurs, durant une période de vingt années.

2°. Jamais les relevés dressés par vos ordres n'ont donné, sous le rapport de la mortalité, des chiffres plus consolans ; et cependant, vous le savez, les ravages du choléra n'ont point épargné nos malheureux malades.

3°. La proportion des malades reconnus incurables dès leur entrée n'a jamais été plus grande, vous l'avez déjà vu, et pourtant le nombre total des guérisons, d'après ces mêmes relevés, s'est montré dans les proportions les plus favorables.

CHAPITRE V ET DERNIER.

Qu'il me soit permis, Messieurs, de vous soumettre d'abord quelques remarques sur le mode d'arrestation le plus ordinairement mis en usage envers les individus aliénés ou prétendus aliénés; car c'est le premier acte que l'autorité exerce à leur égard; nous passerons de là aux questions de médecine légale dont ces malades peuvent être l'objet.

L'honneur de ma profession m'impose surtout l'obligation de vous signaler, Messieurs, un genre d'abus extrêmement grave qui se renouvelle encore, malgré mes réclamations pressantes à l'autorité. Il arrive quelquefois, dans mon service, des aliénés couverts de contusions et parfois même dangereusement blessés; tous ceux, d'ailleurs, qui sont agités portent, sans exception aucune, l'empreinte des liens avec lesquels ils ont été garrottés, et ce fait prouverait seul, au besoin, l'indifférence, pour ne pas dire plus, avec laquelle ces malheureux sont traités. L'incurie ou la désobéissance des agens subalternes en est la seule cause, sans doute ; mais il m'est pénible d'ajouter que je pourrais citer des individus qui sont morts par suite des mauvais traitemens qu'on s'était permis envers eux. Loin de moi l'idée de faire un sujet d'accusation de ce fait, car il me répugnerait trop de croire que les coups et blessures dont les aliénés sont victimes soient l'effet d'un manque d'humanité ; mais j'ai dû citer cette circonstance pour faire apprécier combien il est nécessaire que tout ce qui est relatif aux aliénés soit soumis à des réglemens particuliers. Sans nul doute, quand un homme privé de raison se voit maîtrisé par des liens ou par la présence de plusieurs individus, il se livre à de violens excès ; mais, dans ce cas, il doit suffire de l'empêcher de faire aucun mal et de se garantir de ses atteintes, sans pour cela engager une lutte dans laquelle nécessairement il est la victime.

Il arrive souvent que des aliénés sont arrêtés comme vagabonds ou ivrognes, et placés comme tels, au moment de leur arrestation, avec des gens ramassés sur la voie publique ou dans les mauvais lieux. Je sais très bien qu'il est difficile à de simples soldats ou aux agens ordinaires de la police de pouvoir apprécier l'état moral des individus qu'ils arrêtent, et de distinguer ce qui peut être l'effet de l'inconduite ou d'une infirmité si digne de compassion ; mais, dans les postes occupés par la garde nationale, il doit y avoir assez de lumières pour juger l'état des individus arrêtés ; je crois que, dans tous les cas, une instruction affichée dans les corps-de-garde devrait aider à reconnaître les individus aliénés, qui alors seraient traités avec les ménagemens que leur état exige, et même, par suite d'une mesure générale, immédiatement conduits soit chez un commissaire de police, pour que leur état fût légalement constaté, soit à la préfecture de police, où un local convenable leur serait assigné jusqu'à ce qu'une décision fût prise à leur égard.

Toutefois, les inconvéniens que je viens de signaler ne peuvent avoir lieu que dans les cas où les individus sont arrêtés hors de leur domicile, et pour les cas les plus généraux. Il en est un grand nombre, par exemple, dont la police s'empare dans les hôtels garnis de Paris, où des rêves d'ambition, des espérances de places ou de fortune les ont amenés de la province. Bientôt les illusions se dissipent, les ressources s'épuisent, la misère se montre avec toutes ses horreurs, et le désespoir entraîne la perte de la raison. Dans de telles circonstances, les agens de l'autorité ne devraient-ils pas comprendre, tout de suite, que c'est un malade qu'ils ont à secourir et peut-être à préserver de sa propre fureur? N'est-ce pas alors qu'ils doivent savoir allier la difficulté, la rigueur de leur ministère, avec les justes égards que réclame le malheur, surtout lorsqu'il se présente sous un aspect si digne de pitié?

Dans les cas, fort rares, où les personnes chargées d'opérer une arrestation n'ont que des renseignemens insuffisans sur les individus privés de raison qu'elles ont mission d'arrêter, elles doivent s'appliquer à démêler si c'est à un homme ivre ou bien à un aliéné qu'elles ont affaire.

J'ai déjà sollicité de M. le préfet de police l'ordre de faire placer dans les corps-de-garde une instruction relative aux aliénés, instruction dont je viens de faire sentir la nécessité; mais je n'ai pu obtenir l'exécution de cette mesure. Votre intervention, Messieurs, serait bien puissante pour obtenir cette mesure, et puisque ce rapport doit contenir tous les détails propres à déterminer quelque amélioration dans mon ser-

vice, je crois convenable de joindre ici les renseignemens qui devraient servir de base à cette
instruction.

L'ivresse poussée jusqu'à la fureur est ordinairement facile à distinguer de la folie :

1°. Par l'odeur de vin et plus souvent encore
d'alcool qu'exhalent les individus dont le délire
a été occasioné par l'abus des boissons spiri-
tueuses;

2°. Par la nature des discours souvent inco-
hérens, il est vrai, chez les gens ivres et chez
les fous , mais qui portent bien moins sur des
idées d'orgueil, d'ambition et de puissance chez
les gens ivres , et surtout qui ne sont jamais
alors entremêlés de paroles fort raisonnables et
fort suivies, comme cela arrive très fréquemment dans la folie;

3°. Par la faiblesse et l'irrégularité des mouvemens volontaires et surtout de la marche qui,
dans l'ivresse , coïncident ordinairement avec
une grande volubilité et une prononciation mé-
diocrement articulée. Chez les fous maniaques,
dans les premières périodes de la maladie, les
mouvemens volontaires sont plutôt perfec-
tionnés qu'affaiblis, et la parole est parfaitement
libre. Dans les dernières périodes de cette affection, on peut remarquer des phénomènes diffé-

rens, je le sais ; mais la paralysie de la langue précède ordinairement celle des membres, et de plus les malades tombent alors dans un état d'*hébétude* ou de stupeur fort dissemblable du délire des ivrognes.

Il est aisé de concevoir, d'après ce que je viens de dire, que l'état de fureur maniaque, chez les jeunes sujets, doit être reconnaissable même au seul aspect extérieur ; ils marchent d'un pas ferme, d'un air assuré, la tête haute, le regard animé ; tous leurs discours dénotent l'orgueil ou les vanités folles ; ils prononcent avec facilité et même avec affectation les mots les plus difficiles.

La maladie étant reconnue, il suffit en général, de traiter les aliénés avec égard, de flatter quelque peu leur délire pour se rendre maître d'eux ; ils suivent sans difficulté ceux qui leur promettent de les mettre en rapport avec les grands personnages qu'ils voudraient aborder. Ce mensonge est excusable, puisqu'il évite quelquefois des accidens graves, souvent de longs débats, et toujours, pour les malades, une lutte qui aggrave leur état. Le succès de cette manière d'agir est d'autant plus certain que l'individu dont il faut prévenir les écarts est moins instruit, et par conséquent plus disposé à la crédulité, ce qui rend le précepte de flatter le délire, applicable à presque tous les cas dans lesquels la police doit intervenir. Les hommes instruits ou bien élevés, ayant pour l'ordinaire un assez grand entourage, sont, quand ils délirent, secourus et conduits par leurs amis.

Si de semblables mesures ne suffisent pas, plusieurs autres encore peuvent être mises en pratique. D'abord il faut réunir auprès du malade un assez grand nombre de personnes pour lui faire sentir que toute résistance serait inutile, et alors, en lui parlant avec douceur, il faut l'engager à se soumettre de bonne volonté; s'il résiste, s'il se montre hostile, et surtout s'il est armé, il faut alors, tandis que son attention est fixée sur les objets qui l'entourent, que l'un des assistans, muni d'une serviette ou d'un tablier de forte toile, passe derrière lui et à l'improviste lui couvre la tête avec le linge préparé, dont un des bords entoure le cou, et dont les bouts sont fixés derrière la nuque; tout cela ne doit durer que quelques instans, et suffit pour désarmer le malade dont on se rend ensuite entièrement maître au moyen du gilet de force. Il importe alors de le conduire, le plus promptement possible, dans une maison destinée au traitement de la folie.

Quant au mode de transport, de pressantes réclamations ont été long-temps nécessaires. Les amis de l'humanité ne pouvaient s'empêcher de gémir, il y a un an encore, sur la manière dont les aliénés étaient transférés de la préfecture de police dans les hospices de Paris. A Bicêtre, la même voiture conduisait pêle-mêle les criminels et les fous. Quel que fût l'état d'exaltation et de déraison de ceux-ci, il était difficile qu'ils ne s'aperçussent pas de la société qu'on leur donnait, et qu'ils n'en fussent profondément humiliés ; dès lors ils n'épargnaient à leurs compagnons ni les attaques ni les sarcasmes ; et, lorsqu'ils étaient arrivés au lieu de leur destination, l'esprit tout rempli des scènes qui s'étaient prolongées pendant la route, ils conservaient l'idée que c'était dans une prison qu'ils étaient amenés; heureux encore si les prisonniers avec lesquels ils avaient voyagé n'avaient point payé, pendant le trajet, par de larges représailles, les attaques insensées dont ils avaient pu être l'objet! C'est en vain que M. de Belleyme avait cherché à remédier à cet abus; il n'y était qu'incomplétement parvenu, tant les habitudes dont je parle étaient enracinées. Elles continuèrent encore après son administration; mais je dois le dire, depuis environ un an, nos malades, à quelques exceptions près, nous sont amenés séparément. Il est d'autant plus nécessaire de persévérer dans cette louable mesure, qu'aujourd'hui même, à cause seulement du voisinage de la prison, il est difficile de persuader aux aliénés qu'ils sont dans un hospice, qu'aucune rigueur ne sera exercée contre eux, qu'aucun châtiment ne leur sera infligé. L'administration actuelle fera doublement apprécier ses importans services si elle réalise le projet d'enlever la prison du milieu de notre hospice. Les pauvres, les infirmes et les condamnés y gagneront. Alors il n'existera plus aucune confusion entre des classes d'hommes aussi différentes. Mais quelles que soient les circonstances, que les transports soient plus ou moins faciles, toujours des voitures particulières doivent être destinées au transfert des aliénés. Elles exigent même des dispositions spéciales; car il faudrait qu'elles fussent matelassées et que quelques anneaux, placés convenablement, permissent de fixer les malades pour lesquels cette précaution serait jugée nécessaire.

Quant aux frais que ces nouvelles mesures exigent, peuvent-ils être mis en balance avec les graves inconvéniens du mode actuel de translation? L'administration des hospices ne se refuserait peut-être pas, d'ailleurs, à supporter une partie de ces dépenses. Je crois aussi qu'elle devrait mettre de planton à la préfecture de police un garçon de service habitué à surveiller les aliénés, et qui serait chargé de les accompagner jusque dans notre hospice.

Maintenant un coup-d'œil jeté sur la manière dont la séquestration s'opère en Angleterre vous mettra à même de juger, Messieurs, quel est le plus convenable des deux modes, du nôtre, ou de celui qu'on suit dans ce pays.

J'ai déjà parlé des deux bills adoptés en 1828 par le Parlement anglais, et qui ont pour objet les maisons d'aliénés. Voici les principales dispositions de ces actes qui annulent tous ceux faits antérieurement sur le même sujet.

Bill adopté le 17 mars 1828, et relatif aux aliénés pauvres ou criminels.

Quand il s'agit de la formation d'établissemens publics, les juges de paix de chaque comté nomment une commission pour examiner s'il y a lieu, soit d'établir pour un ou plusieurs comtés une maison destinée aux aliénés indigens ou condamnés, soit de former, pour l'établissement de cette maison, une association entre les comtés et une compagnie d'actionnaires.

Ces magistrats sont autorisés, pour cet objet, à lever des taxes ou à faire des emprunts, en pourvoyant à l'amortissement, de manière, toutefois, à ce que ces taxes n'excèdent pas annuellement la moitié du terme moyen de celles perçues dans les cinq années précédentes, et à ce que l'amortissement total soit effectué en quatorze ans au plus.

Nul ne peut être admis dans une maison d'aliénés avant que son état n'ait été constaté par un médecin, un chirurgien ou un apothicaire, requis par deux juges de paix, et en vertu d'un certificat signé de chacun d'eux, pourvu, toutefois, que ce certificat n'ait pas plus de quatorze jours de date; et, en outre, l'admission ne peut avoir lieu qu'après une enquête faite au dernier domicile de l'aliéné. Si celui-ci est reconnu avoir une fortune suffisante pour subvenir aux dépenses de son traitement, elles sont à sa charge; dans le cas contraire, il y est pourvu par la paroisse du domicile, s'il est connu, et, s'il ne l'est pas, par le trésorier du comté : la dépense totale du malade est fixée, pour le maximum, à deux schellings (2 fr. 5o c.) par jour.

Dans le cas d'admission ou de refus d'un

individu dans une maison d'aliénés de la part des juges de paix, leurs décisions peuvent être portées devant les assises de paix dont les arrêts sont définitifs.

Si un individu détenu dans une prison est reconnu aliéné, l'autorité peut l'envoyer dans un asile pour y être traité, et il y reste à la disposition de l'autorité judiciaire seule.

Bill adopté le 25 mars 1828, relatif aux maisons particulières.

Tout individu qui a obtenu l'autorisation d'établir une maison particulière pour le traitement de la folie peut s'emparer de tout terrain ou bâtiment qu'il juge convenable à l'établissement projeté ; et cela de la même manière que chez nous dans les cas d'expropriation pour cause *d'utilité publique.* Les chefs de ces maisons sont obligés de renouveler, chaque année, la demande de leur autorisation.

Quinze commissaires sont nommés par le ministre de l'intérieur à l'effet d'autoriser et de visiter toutes les maisons de Londres, de Westminster, etc., dans un rayon de sept milles, ainsi que celles du comté de Middlessex. Parmi ces quinze commissaires, cinq doivent être médecins, chirurgiens, ou apothicaires.

Dans chaque établissement particulier, il y a un registre destiné à consigner toutes les observations relatives au régime de ces maisons.

Les commissaires sont autorisés à ordonner la mise en liberté de toute personne détenue comme aliénée sans causes suffisantes, lorsque, après trois visites à quinze jours d'intervalle chacune, l'examen a eu le même résultat. Les visites doivent avoir lieu six fois par mois.

Les hauts fonctionnaires peuvent visiter les maisons d'aliénés à leur volonté; le clergé jouit aussi de ce droit, à moins que la présence d'un ecclésiastique ne soit jugée contraire au traitement des malades, et, dans ce cas, le refus de les admettre doit être consigné sur le registre mentionné plus haut.

Quant aux sorties ou mises en liberté, elles ne peuvent avoir lieu sans une autorisation spéciale, soit dans le cas de guérison, soit sur la demande des personnes à la requête desquelles l'admission a eu lieu; l'autorité n'intervient entre les parties que dans les cas de difficultés.

Dans les parties de l'Angleterre autres que celles indiquées ci-dessus, ce sont les juges de paix qui donnent les autorisations pour établir des maisons d'aliénés, et qui nomment les commissaires visiteurs, dont le nombre est basé sur celui des établissemens.

Ce bill n'est pas applicable à Bethlem ni aux asiles publics établis conformément à l'acte passé dans la quarante-huitième année du règne de George III.

Vous n'avez pas été sans remarquer, Messieurs, le silence de ces deux bills sur l'interdiction des aliénés et sur l'administration de leurs biens; probablement on leur applique les dispositions des lois qui sont communes aux interdits en général.

Dans la première section, l'on a vu que, malgré la susceptibilité des Anglais pour tout ce qui tient à la liberté individuelle, jusqu'à l'époque des bills de 1828, le gouvernement avait apporté peu de soins pour assurer le sort des aliénés et prévenir les abus qui, sous le prétexte de folie, pouvaient donner lieu à des séquestrations illégales. L'enquête à la suite de laquelle ces mêmes bills ont été publiés ne peut laisser aucun doute sur les inconcevables découvertes qui les ont motivés, et sur la nécessité d'une surveillance jusqu'alors négligée.

Nous ne l'avions que trop remarqué lors de

notre voyage en Angleterre, lequel a précédé de
deux années l'adoption de ces nouvelles garanties; les admissions, dans les maisons d'aliénés,
n'étaient entourées d'aucune forme conserva-
trice. Nous devons croire que la nouvelle législation aura changé un ordre de choses dont
les dangers nous avaient singulièrement frappés. Si les deux bills reçoivent une entière
exécution, comme il n'est pas permis d'en
douter dans un pays où la loi est aussi généralement respectée, l'Angleterre ne tardera pas
à nous offrir un spectacle bien intéressant et
un beau modèle à suivre dans l'établissement
des maisons d'aliénés pour chaque comté; jamais imposition spéciale n'a été basée sur des
motifs plus puissans d'utilité publique.

La France, qui, sous tant de rapports, donne
des leçons aux autres peuples pour de grandes
et belles institutions, restera-t-elle long-temps
en arrière sur un objet qui touche de si près
cette partie de sa population jusqu'à présent si
abandonnée? refusera-t-elle de suivre un exemple aussi digne d'être imité? Non, sans doute,
et je conçois, au contraire, l'espérance que, sous
peu d'années, nous verrons, sur tous les points
de la France, réaliser le projet de mon honorable
confrère M. Esquirol, et que des maisons d'a -

liénés, convenablement réparties sur toute la surface de la France, et affectées chacune à deux ou trois départemens, offriront enfin un asile assuré aux aliénés de toutes les parties de ce vaste royaume. Ainsi reçus et traités à proximité de leurs familles, on ne les verra plus privés des secours de leurs parens jetés dans des cachots, ou transportés au loin, dans un état d'abandon absolu, ce qui diminue infiniment pour eux les chances de guérison.

Mais, pour compléter les mesures de protection auxquelles a droit cette classe d'infortunés, notre propre législation, comme celle de l'Angleterre, ne présente-t-elle pas des lacunes à remplir relativement à la liberté individuelle et à la conservation des biens? Et quoique la police et l'autorité municipale * chargées de surveiller les abus, sous ce rapport, paraissent nous avoir généralement préservés de ceux dont l'enquête de 1828 a démontré l'existence en Angleterre; quoique la publicité résultant de la liberté de la presse oppose un obstacle presque insurmontable à toute tentative de cette nature, est-il permis de se reposer d'une manière absolue sur ces garanties,

* Voyez l'*Ordonnance* du préfet de police, M. de Belleyme, en date du 9 août 1828.

qui n'ont en elles-mêmes rien de bien déterminé, lorsque l'intérêt personnel peut employer tant de manœuvres pour s'y soustraire?

Et d'abord doit-il suffire, comme cela se pratique aujourd'hui, pour autoriser la détention d'un individu, soit d'un ordre de la police ou du maire, soit de la volonté d'une famille, soit même de l'attestation de quelques médecins, même de ceux du Bureau central? Suffit-il, lorsque cette détention est opérée sur une réquisition autre que celle de la police, de prescrire au directeur de l'établissement d'en donner avis à l'autorité municipale? Je ne parle pas de l'avis qui doit également être transmis à l'autorité judiciaire dans la personne du procureur du roi, on ne sait que trop combien cette dernière formalité est devenue illusoire. Les nombreuses occupations de ces magistrats les ont obligés, sans doute, à laisser à la police toute surveillance sur les maisons d'aliénés.

D'un autre côté, nos Codes établissent bien clairement la position légale des interdits et les formalités à remplir pour arriver à l'interdiction; mais la loi est muette sur les individus supposés aliénés et dont la séquestration a été préventivement ordonnée. En effet, quand un homme est en traitement pour la folie, pendant tout le temps d'épreuve, il est entièrement libre de disposer de ses biens, c'est à dire, que, n'ayant pas encore perdu, par une interdiction légale, le droit de contracter, il accorde ou refuse tel acte qu'on lui demande, selon que sa volonté ou sa lucidité momentanée lui en laisse le choix. La loi est précise à ce sujet : tant que l'interdiction n'est point prononcée, celui qu'elle peut frapper a la faculté de faire telle disposition qui lui convient; ce n'est que par le jugement d'interdiction qu'il perd ce droit.

Dira-t-on que les individus placés dans cette position ne peuvent que difficilement abuser de la faculté qu'ils ont encore légalement de prendre telle ou telle détermination, puisqu'ils sont sous la surveillance du médecin et des gardiens? Mais cette surveillance ne peut-elle pas être mise en défaut par la ruse et l'adresse? Tous les jours ne voyons-nous pas des parens qui cherchent à obtenir à notre insu quelque signature de la part des malades? D'ailleurs cet empêchement ne peut venir que du médecin seul, lequel, dans ce cas, prononce de sa pleine autorité et sans contrôle sur les actes demandés aux individus confiés à ses soins.

Cette autorité exclusive du médecin m'a toujours paru exorbitante, et je me suis fortifié dans cette opinion par les difficultés majeures que j'éprouve à l'exercer. Saisir l'intervalle lucide que peut présenter un malade en délire, décider jusqu'à quel point il a conservé ou recouvré l'usage de sa raison, affirmer que dans un moment donné elle n'est troublée d'aucune manière, ou bien qu'elle peut l'être sur quelques points et conserver une pleine intégrité relativement à la discussion de certains intérêts; décider, par exemple, que le délire partiel, que la monomanie n'empêchera pas celui qui en est atteint de disposer de ses biens, tandis qu'elle suffit pour le faire enfermer ; toutes ces questions sont tellement ardues, tellement hérissées de difficultés et sujettes à controverse, qu'il me semble prudent de ne pas en confier la solution au jugement d'un seul homme, quelques garanties que ses lumières puissent offrir, et quelque incapable qu'on le suppose d'abuser des prérogatives attachées à ses fonctions de médecin d'aliénés.

Il est donc évident, 1° que le mode de surveillance établi en France pour les maisons d'aliénés, déjà incomplet par lui-même, est négligé en ce qui regarde la partie la plus importante peut-être, c'est à dire la garantie judiciaire;

2°. Qu'à l'égard des individus dont la séquestration provisoire est reconnue nécessaire pour leur traitement, et avant de prononcer l'interdiction, leur position, soit sous le rapport de la liberté individuelle, soit sous celui de leur aptitude momentanée à consentir des actes civils, offre une incertitude fâcheuse à laquelle la loi doit remédier.

Sous ce double point de vue, les mesures actuelles se bornent aux dispositions résultant, 1° d'une circulaire ministérielle en date du 30 fructidor an 12, qui prescrit au médecin de la préfecture de police de visiter, dans le plus bref délai, les individus admis dans les maisons particulières, afin de constater leur état mental; 2° de l'article 10 de l'ordonnance de police déjà citée (9 août 1828), d'après laquelle une commission du conseil de salubrité doit visiter six fois par an chaque établissement particulier d'aliénés ; encore avons-nous lieu de douter que ces dispositions soient ponctuellement et scrupuleusement exécutées.

Ces précautions, quoique bien insuffisantes, ne sont que purement officieuses de la part de l'administration ; et, en effet, que lui prescrit la loi du 24 août 1790 ?

« Parmi les objets de police confiés à la vigi-

» lance et à l'autorité des corps municipaux, elle
» classe le soin d'obvier et de remédier aux évé-
» nemens fâcheux qui pourraient être occasio-
» nés par les insensés ou les furieux en li-
» berté. »

Nos Codes, il est vrai, semblent avoir tout
prévu sur le sort des aliénés et sur l'administration de leurs biens; mais toutes leurs dispositions sont subordonnées à l'interdiction, et ces
mêmes dispositions rendent, dans la plupart
des cas, l'interdiction impossible. En effet,
après avoir posé en principe, par l'article 489,
que le majeur qui est dans un état habituel
d'imbécillité, de démence et de fureur doit
être interdit, le *Code civil*, par l'article suivant,
restreint aux parens et à l'époux le droit de
provoquer cette interdiction. Le ministère public lui-même, aux termes de l'article 491, n'a
la faculté de la requérir que dans le cas de fureur, si ce n'est pour le cas de démence ou
d'imbécillité contre l'individu qui n'a ni époux,
ni parens connus.

Certains individus qui se trouvent dans le
cas d'imbécillité, de démence ou de manie
sans fureur, resteront donc ainsi à la merci
de tout homme avide qui aura intérêt à éloigner la lumière de ses manœuvres pour pro-

fiter de la situation d'un parent malheureux.

D'ailleurs, avant que l'aliénation mentale soit constatée, avant qu'elle soit parvenue à ce degré qui, faisant désespérer du succès de tout traitement, peut seul, à mon avis, motiver l'interdiction, le malade exige des soins et surtout une séquestration, et c'est cet état qui, sous le rapport de la liberté individuelle, réclame l'attention d'une administration prévoyante.

Notre législation paraît avoir oublié les individus placés dans cette double condition ; il s'agit d'en remplir les lacunes.

M. Bréton, voulant bien mettre à profit mon expérience sur l'état mental des individus renfermés dans les maisons d'aliénés et sur les difficultés que je rencontre souvent comme médecin chargé de la direction de l'une de ces maisons, a fait, sur cette question importante, un travail qui ne peut, Messieurs, manquer d'exciter votre intérêt ; et votre opinion devant être d'un grand poids pour appeler une mesure législative sur les parties de ce travail qui vous paraîtraient utiles, c'est dans cette vue que j'ai demandé et obtenu l'autorisation de vous le soumettre.

Mais, dira-t-on sans doute, après avoir lu le projet de M. Bréton, les médecins, en général, recommandent avec les plus pressantes instances d'éloigner les aliénés du foyer domestique, d'empêcher entre eux et leurs amis ou parens toutes sortes de communications, et voici une mesure législative qui établit, à l'égard de ces malades, un mode de surveillance et d'examen qui les met fréquemment en rapport avec des personnes étrangères. Je dois répondre à cette objection, car elle nous a déjà été faite. Tout homme observateur et impartial qui visitera une maison d'aliénés pourra facilement s'assurer, comme je l'ai dit plus haut, qu'il y a une immense différence à établir des rapports entre un aliéné et une personne qui lui est tout à fait étrangère, ou bien entre ce même malade et quelqu'un avec qui il a eu des relations familières. Il verra également que la présence des visiteurs, si leur apparition est de courte durée et s'ils n'adressent pas de questions aux malades, affecte peu les maniaques agités, et quelquefois est à peine remarquée par les aliénés dont le délire est calme et incomplet. Je m'engage à prouver encore que la préoccupation et même l'inquiétude que peuvent causer à certains fous les visites de quelques magistrats sont assez passagères, et peuvent, avec les précautions convenables, être assez modérées pour que de pareils inconvéniens ne balancent pas l'immense avantage de donner aux aliénés , non interdits, une position fixe , régulière et légale. Il est bien entendu que M. Bréton, en réclamant l'intervention de l'autorité judiciaire, désire autant que moi qu'elle ne soit, pour ainsi dire, qu'officieuse ; qu'elle n'entraîne une publicité fâcheuse pour les malades et pour leurs familles que lorsqu'il sera tout à fait impossible de faire autrement; qu'elle s'exerce paternellement enfin, et que les magistrats, tout en remplissant un devoir de surveillance et de légalité, s'éclairent par des témoignages autant que par des preuves directes, quand celles-ci ne pourraient être acquises qu'en aggravant l'état des malades. Mais, je le répète, en résumant ceci : dans nombre de cas, le délire est assez évident pour que l'enquête puisse avoir complétement lieu sans qu'on interroge le malade; et, dans les cas douteux, le délire est assez partiel et assez peu fougueux pour qu'une simple conversation avec le magistrat et même un interrogatoire puissent être tolérés par nous sans causer le moindre préjudice. Enfin, pour le redire une dernière fois, l'état de choses actuel est trop imparfait, il peut donner trop facilement accès à l'arbitraire, ou simplement à l'erreur ou à l'incurie ; il est trop peu en harmonie avec nos autres garanties sociales , pour, selon ma conscience, devoir être plus long-temps supporté.

L'interdiction d'après les lois existantes est le seul moyen légal de conserver aux aliénés leurs propriétés ; ce n'est pourtant qu'avec un sentiment très pénible que je vois chaque jour employer cette mesure si fatale par la publicité qu'elle nécessite, les préventions qu'elle laisse après elle, et l'effet qu'elle produit sur les aliénés. Mais il n'entre point dans mon sujet d'aborder cette question.

Projet d'articles pour fixer l'état légal des aliénés.

« Art. 1er. Aucun établissement public, aucune
» maison particulière destinés à recevoir les alié-
» nés , ne pourront être formés sans autorisa-
» tions spéciales données par les préfets dans
» leurs départemens respectifs.

» Les établissemens et maisons actuellement
» existans sont conservés, à la charge d'en faire
» déclaration au préfet dans le délai de trois
» mois à partir de la promulgation des présen-
» tes, et de se soumettre aux modifications in-
» térieures que pourront exiger la sûreté et la
» salubrité.

» Art. 2. La surveillance des établissemens
» et maisons indiqués dans l'art. 1er appar-
» tiendra à l'autorité judiciaire, pour ce qui
» concerne l'état des personnes, et à l'autorité
» administrative, pour ce qui concerne la
» police.

» Art. 3. Tout jugement prononçant une in-
» terdiction ou nommant un administrateur
» provisoire, dans le cas de l'art. 497 du *Code*
» *civil*, pourra, sur la demande, soit de la fa-
» mille, soit du ministère public ou de l'auto-
» rité administrative, ordonner le placement de
» l'individu, dont l'interdiction sera poursuivie,
» dans l'un des établissemens ou maisons in-
» diqués par l'article 1er.

» Art. 4. Aucun individu ne pourra être ad-
» mis et retenu comme aliéné dans ces mai-
» sons et établissemens que sur la remise de
» l'extrait authentique d'un jugement portant
» la disposition prévue par l'article précédent,
» Ou sur la réquisition écrite et signée, soit
» du procureur du roi près le tribunal de l'ar-
» rondissement, soit du président du tribunal
» civil du domicile, soit du préfet de police de
» Paris dans l'étendue de son ressort, et du maire
» dans les autres parties du royaume, soit du
» tuteur ou de l'administrateur provisoire de
» l'individu présenté, soit d'un juge de paix sur

» la réquisition et avec l'assistance de deux
» citoyens majeurs et domiciliés.

» Ces réquisitions devront contenir les nom,
» prénoms et qualité de l'individu, ainsi que
» tous les documens sur son état civil, sur sa si-
» tuation mentale et sur la durée de sa ma-
» ladie;

» Elles indiqueront s'il est ou non interdit,
» ou si son interdiction est provoquée;

» Elles seront remises aux administrateurs
» ou chefs des établissemens ou maisons, et il
» devra y être joint, savoir :

» En cas d'interdiction ou de provocation
» d'interdiction, un extrait du jugement ou de
» l'acte de nomination du tuteur ou administra-
» teur provisoire;

» Et, dans les autres cas, sur l'avis de deux
» médecins constatant l'aliénation mentale.

» Art. 5. Dans chaque établissement et mai-
» son, il sera tenu un registre sur lequel seront
» inscrits, à l'instant même de l'admission, les
» détails portés au jugement qui aura ordonné
» le placement, ou dans la réquisition : il sera
» également fait mention des personnes qui
» ont signé la réquisition et des pièces et do-
» cumens fournis sur l'individu admis.

» Dans les vingt-quatre heures de l'admis-
» sion, un bulletin contenant l'extrait du regis-

» tre sera adressé au procureur du roi près le
» tribunal de première instance, et au préfet de
» police ou au maire, suivant la situation de
» l'établissement.

» Art. 6. Le bulletin, aussitôt après sa récep-
» tion, sera communiqué par le procureur du
» roi au président du tribunal, lequel (toutes
» les fois que l'admission n'aura pas eu lieu en
» vertu d'un jugement, conformément à l'art. 3)
» se transportera sur les lieux pour constater
» l'état du malade et procéder à son interroga-
» toire, ou commettra à cet effet, soit un autre
» juge du tribunal, soit le juge de paix ou l'un
» de ses suppléans, le maire ou l'adjoint de la
» situation de la maison ou établissement.

» Ces visite et interrogatoire auront lieu, en
» présence de l'un des médecins de la maison
» et avec son concours, dans le délai de huit
» jours au plus tard à compter de celui de la
» réception du bulletin : il en sera dressé pro-
» cès-verbal et fait rapport au tribunal, à la
» plus prochaine audience.

» Art. 7. Si l'admis dont la visite aura été
» faite a été précédemment interdit, le tribunal
» prononcera définitivement sur la garde de la
» personne.

» Si l'interdiction est provoquée, mais non
» prononcée, il peut ordonner sur cette garde

» des mesures provisoires, dont l'effet aura
» lieu pendant toute la durée de l'instance en
» interdiction.

» Dans l'un et l'autre cas, le jugement devra
» être prononcé dans le mois du rapport fait à
» l'audience, et signifié aux administrateurs ou
» chefs de l'établissement ou maison où l'indi-
» vidu est placé, quarante jours au plus tard
» après celui de la visite.

» Art. 8. Lorsque l'interdiction n'a été ni
» prononcée ni provoquée, le tribunal, dans
» l'audience même où le rapport lui aura été
» présenté, pourra prononcer également des
» mesures provisoires pour la garde de l'indi-
» vidu détenu, en déterminant le temps pen-
» dant lequel elles recevront leur effet, et qui
» ne pourra excéder le terme de six mois.

» Art. 9. Les mesures provisoires pourront
» être successivement prorogées en vertu de
» nouveaux jugemens, mais à la charge de re-
» nouveler préalablement les visites dans la
» forme prescrite par l'article 6.

» Chaque prorogation sera prononcée pour
» *six* mois au plus, et calculée de manière à
» ce que l'état provisoire résultant des juge-
» mens successifs ne se prolonge pas au delà de
» *dix-huit* mois.

» Néanmoins si, avant l'expiration de ce der-
» nier délai, la demande est formée par qui de
» droit, soit à fin d'interdiction, soit pour l'ap-
» plication de la disposition de l'art. 11 ci-après,
» les mesures provisoires pourront être encore
» prorogées, pour conserver leur effet pendant
» tout le temps destiné à mettre à fin ces procé-
» dures.

» Art. 10. Lorsque les mesures provisoires
» autorisées par les articles précédens auront
» pour objet un individu admis dans un éta-
» blissement public à la requête du ministère
» public ou de l'autorité administrative, le tri-
» bunal pourra, soit par le premier jugement,
» soit par un des jugemens de prorogation,
» confier en même temps l'administration pro-
» visoire des biens de cet individu aux adminis-
» trateurs dudit établissement.

» Art. 11. Deux mois avant l'expiration du
» terme de dix-huit mois fixé par l'article 9,
» si l'interdiction d'un individu appartenant à
» la classe mentionnée à l'article précédent n'est
» pas provoquée par sa famille, et si l'état d'in-
» digence de cet individu est reconnu par le tri-
» bunal, il pourra, sur la demande du ministère
» public ou de l'autorité administrative, décider
» qu'il n'y a pas lieu à poursuivre l'interdiction

» dans les formes ordinaires, et ordonner que
» cet individu restera dans l'établissement où
» il se trouve, ou dans tout autre, pour y être
» indéfiniment gardé. Cette disposition confé-
» rera de droit la tutelle et l'administration des
» biens dudit individu aux administrateurs de
» l'établissement chargés de la garde de sa per-
» sonne.

» Art. 12. Les actes de procédure pour l'exé-
» cution des dispositions autorisées par les ar-
» ticles 8, 9, 10 et 11 pourront être faits col-
» lectivement pour plusieurs individus admis
» dans un même établissement à la requête du
» ministère public ou de l'autorité adminis-
» trative, lorsque leur indigence sera justifiée :
» dans ce cas, le jugement sera également
» rendu par un seul dispositif.

» Art. 13. Lorsqu'un individu aura été ad-
» mis, pour cause d'aliénation mentale, dans
» un établissement ou maison hors de l'arron-
» dissement de son domicile, le tribunal de la
» situation de cet établissement ou maison
» pourra prononcer, la mesure provisoire au-
» torisée par l'article 8 , ou le transport de l'in-
» dividu au lieu de son domicile.

» Dans tous les cas, les pièces seront immé-
» diatement, et à la diligence du procureur du

» roi, transmises au tribunal de la situation
» de ce domicile; ce tribunal sera seul com-
» pétent pour prononcer sur toutes les autres
» mesures et demandes relatives à la garde de
» la personne et à l'administration des biens
» dudit individu.

» Art. 14. L'avis de tout jugement ordon-
» nant, à l'égard d'un individu non interdit
» ou dont l'interdiction n'est pas provoquée,
» soit des mesures provisoires, soit la pro-
» rogation de ces mesures, sera de suite, et sans
» frais, adressé, par les soins du procureur du
» roi, aux administrateurs ou chefs de l'établis-
» sement ou maison où cet individu aura été
» admis, de manière à ce que cette communi-
» cation leur parvienne, savoir : pour le pre-
» mier jugement, rendu d'après l'art. 8, huit
» jours au plus tard après la visite prescrite
» par l'art. 6, et les autres avant l'expiration
» du délai précédemment ordonné.

» Art. 15. L'état de tous les individus qui,
» au jour de la promulgation des présentes, se
» trouveront placés, pour cause d'aliénation
» mentale, dans des établissemens publics ou
» des maisons particulières, sera inscrit en tête
» du registre prescrit par l'article 5, dans le
» délai d'un mois, à partir de ladite promul-

» gation. Copie de cet état sera adressée par
» les administrateurs ou chefs de ces établisse-
» mens et maisons, tant aux procureurs du roi
» près les tribunaux de leurs arrondissemens
» respectifs qu'au préfet de police à Paris dans
» l'étendue de son ressort, ou au maire de
» la commune pour les autres parties du
» royaume.

» Ces états contiendront, outre les nom,
» prénoms et qualité de chaque individu, l'in-
» dication de son précédent domicile, de l'épo-
» que et du mode de son admission dans
» l'établissement ou maison; enfin, tous les
» renseignemens nécessaires sur son état civil
» et sa situation mentale.

» Il sera statué par le tribunal, à la dili-
» gence soit des familles, soit des tuteurs ou
» administrateurs provisoires, soit du ministère
» public ou de l'autorité administrative, sur les
» mesures relatives à ces individus, et après
» des visites dans la forme prescrite par l'ar-
» ticle 6.

» Les dispositions de l'article 12 seront exé-
» cutées à l'égard de ceux de ces individus qui
» se trouveraient dans la position prévue par
» cet article, et les mesures définitives autori-
» sées par l'article 11 pourront être appliquées

» à ceux dont le séjour constant, dans les éta-
» blissemens publics, remonterait à plus de
» *deux* années.

» Les jugemens seront rendus trois mois au
» plus tard après la promulgation des présen-
» tes, et l'avis en sera donné, comme dans
» l'article précédent, avant l'expiration des dix
» jours qui suivront le délai de *trois* mois.

» Art. 16. La révocation ou la modification
» des mesures provisoires ou définitives or-
» données en vertu des articles précédens
» pourra, en tout temps et en tout autre état
» de cause, être poursuivie devant le tribunal
» qui les aura ordonnées ; et, dans le cas de
» l'article 13, devant le tribunal du domicile de
» l'individu détenu.

» Les demandes sur ce point pourront être
» formées soit par le ministère public, soit par
» l'autorité administrative, soit par toute per-
» sonne, même non parente de l'individu.

» Le tribunal aura même le droit d'y procé-
» der d'office sur le rapport d'un de ses mem-
» bres, mais après avoir, huit jours d'avance,
» donné connaissance des motifs au procureur
» du roi et au préfet de police ou au maire,
» suivant la situation des lieux.

» Art. 17. A défaut de réception, dans les

» délais fixés par les articles 14 et 15, des signi-
» fications ou avis officiels mentionnés dans ces
» articles, les administrateurs ou chefs des éta-
» blissemens et maisons indiqués dans l'arti-
» cle 1er, ou autres agens, sont tenus de re-
» mettre immédiatement en liberté les indivi-
» dus pour lesquels ces délais se trouveront
» expirés.

» Ils devront également exécuter les juge-
» mens de révocation et modification, sur la
» signification qui leur en sera faite.

» Art. 18. Toute entrave mise aux visites au-
» torisées par les articles 1 et 6, toute admis-
» sion faite sans les formalités prescrites par
» l'article 4 et suivans; tout refus ou même
» tout retard dans l'exécution des obligations
» imposées par les articles 5, 15 et 17 seront
» assimilés à la détention arbitraire et punis de
» la peine prononcée par l'article 120 du *Code*
» *pénal.*

» Art. 19. Aucun individu aliéné, détenu en
» vertu d'un jugement, ne peut être mis en
» liberté qu'à l'expiration du délai fixé par
» ce jugement, ou en vertu d'un jugement
» nouveau.

» Les sorties et décès seront inscrits sur le
» registre prescrit par l'article 5, avec men-

» tion des causes de la sortie, et de la nature
» du décès.

» Art. 20. L'interdiction pourra être pro-
» voquée d'office par le procureur du roi, ou
» par l'autorité administrative dans les cas pré-
» vus par l'article 491 du *Code civil*, et, de
» plus, contre tout individu déjà soumis aux
» mesures provisoires indiquées dans l'arti-
» cle 8 et suivans, lorsque les parens n'ont
» pas formé la demande en interdiction deux
» mois avant l'expiration du délai de dix-huit
» mois fixé par l'article 9.

» La procédure d'interdiction pourra égale-
» ment être reprise et suivie d'office par le mi-
» nistère public ou l'autorité administrative
» contre l'individu admis dans un établisse-
» ment ou maison consacré aux aliénés, lors-
» que son interdiction, précédemment provo-
» quée par la famille, n'aura pas été suivie des
» diligences nécessaires pour la mettre à fin.

» Art. 21. Les jugemens mentionnés aux pré-
» sentes ne pourront jamais être rendus qu'a-
» près que le ministère public aura été entendu.

» Ceux de ces jugemens qui prononceront
» sur la garde provisoire ou définitive des per-
» sonnes seront exécutoires, nonobstant op-
» position ou appel, et sans y préjudicier.

» Il sera statué sur ces oppositions ou appels
» dans le plus bref délai, et toute autre affaire
» cessante.

» Art. 22 et dernier. Dans tous les cas prévus
» par la présente, toutes les pièces de procé-
» dure et tous les jugemens et arrêts relatifs à
» des individus dont l'indigence est justifiée
» seront, sur la réquisition du procureur du
» roi, visés pour timbre et enregistrés en débet :
» les autres frais seront avancés par la régie de
» l'enregistrement; le tout, sauf recours contre
» ceux de ces individus qui, ultérieurement,
» offriraient des moyens de paiement, et cha-
» cun pour sa part et portion. »

Vous remarquerez, Messieurs, que, dans
aucun de ces articles, excepté le dixième, il
n'est question ni des biens, ni de la capacité
des individus qui se trouvent dans l'état provisoire dont s'occupe particulièrement le projet. L'article 504 du *Code civil* semble y
avoir suffisamment pourvu en déclarant im-
plicitement que les actes faits par un individu pourront être attaqués pour cause de démence, lorsque son interdiction a été provoquée avant son décès. Les mesures provisoires
prévues par le projet ne pourraient manquer
d'être considérées par les tribunaux qui les au-

raient prononcées, comme une provocation
d'interdiction, surtout si la preuve de la démence résultait des actes attaqués. Une disposition spéciale pourrait même rendre applicable
l'article 504 à ces mesures provisoires ; ainsi,
les tribunaux se verraient appelés à l'apprécia-
tion de ces actes; ainsi, tout rentrerait dans le
domaine de la justice, tout arbitraire disparaîtrait, et chacun, trouvant la ligne de sa conduite
bien tracée, se livrerait avec plus de confiance
et de liberté aux soins réclamés par une des
plus affligeantes infirmités qui frappent l'espèce humaine.

EPILEPTIQUES.

Sous le rapport des secours accordés aux épileptiques, la philanthropie française conserve l'avantage dans la comparaison à laquelle ce rapport est destiné; car, en Angleterre, cette classe infortunée de malades ne trouve de place dans aucun des asiles destinés à l'indigence. En France, les épileptiques sont reçus dans la plus grande partie des maisons d'aliénés et dans la plupart des hospices. A la Salpêtrière et à Bicêtre, ils occupent des sections séparées. A part le défaut de dispositions spéciales dans les localités qui leur sont affectées, l'on peut dire qu'à la Salpêtrière ils sont humainement et convenablement traités. A Bicêtre, les bâtimens qu'ils occupent exigent d'importantes améliorations; car non seulement les localités ne remplissent pas les conditions voulues par leur destination spéciale, mais les dortoirs, dits du Grand-Puits, manquent d'élévation et d'étendue, l'air n'y est point assez facilement renouvelé, et les promenoirs qui les entourent ne sont pas convenablement disposés.

Dans tout le cours de ce travail, je n'ai parlé

qu'accidentellement des épileptiques, et en considérant toujours l'épilepsie comme jointe à
l'aliénation mentale. En effet, si l'on rencontre dans le monde un assez grand nombre
d'épileptiques qui cependant paraissent habiles à remplir leurs devoirs sociaux, c'est que
chez eux les accès sont peu fréquens, peu
intenses, ou bien qu'ils affectent une grande
régularité dans leurs retours, ou bien encore,
qu'ils s'annoncent par des signes précurseurs, et
que les malades conservent la possibilité de se
mettre à l'abri des accidens que *leur chute* peut
déterminer. Ces malades, aussi, appartiennent
en général aux classes fortunées de la société, et
ils sont ordinairement accompagnés quand ils
sortent; mais les malades dont j'ai à m'occuper dans ce rapport sont loin de se trouver
dans des circonstances aussi favorables. Ils appartiennent à des familles d'artisans; leurs parens, leurs amis étant sans cesse occupés, ne
peuvent leur accorder la surveillance et les
soins nécessaires. Eux-mêmes doivent subvenir
à leur existence par le travail; ce n'est que
lorsqu'ils en deviennent incapables, ce n'est
qu'après avoir recouru en vain à tous les moyens
de traitement que la médecine conseille ou
que le charlatanisme préconise contre l'épi-

lepsie , qu'ils se décident à solliciter leur admission définitive dans nos hospices. Cette admission n'a lieu, pour l'ordinaire , que lorsque
l'incurabilité de l'épilepsie est confirmée, et
trop souvent alors, cette maladie, ne fût-ce
que par sa durée, a déterminé le trouble de
l'intelligence soit d'une manière constante, soit
momentanément, avant ou après les accès.

Résulte-t-il de là que les épileptiques reçus
dans nos hospices doivent être constamment
renfermés? Le danger de leurs chutes inopinées,
leur penchant à la colère, leur propension à
l'abus des liqueurs alcooliques, les accidens
dont ils peuvent être cause au dehors, enfin,
la nécessité de garantir la société sous le rapport de la génération et de l'hérédité de la maladie, voilà des motifs qui semblent militer en
faveur de l'affirmative.

Il faut cependant admettre de nombreuses
modifications à une solution aussi absolue.
Quant aux épileptiques dont l'aliénation mentale est indépendante de l'épilepsie et à ceux
chez lesquels le délire, quoique passager, est
de nature à les rendre dangereux pour la société ; point de doute qu'ils doivent être traités
comme des aliénés. Mais ceux dont le délire
n'est occasioné que par les accès d'épilepsie,

chez lesquels il est de courte durée et d'une nature non dangereuse, il n'est pas nécessaire de
les surveiller avec autant de rigueur. Ils doivent être placés dans une section à part, et
jouir de quelque liberté de plus.

Aujourd'hui, que le régime intérieur de
notre hospice a été fort amélioré, quelques
épileptiques nous sont amenés dans un état
moins fâcheux que celui que j'ai dépeint en
commençant cet article. Nous recevons de
jeunes malades pour lesquels tout espoir de
guérison n'est pas perdu, et, pour ceux-là,
une section de traitement devrait être établie
séparément. Cette section recevrait également
ceux de nos malades plus âgés dont la maladie
n'est pas jugée au dessus des ressources de
l'art, et elle devrait, soit par la disposition
des localités, soit par les soins dont les malades y seraient entourés, réunir tous les
moyens possibles de consoler des hommes
aussi malheureux.

Quant aux épileptiques, non aliénés, qui
n'offrent plus de chances de guérison, et chez
lesquels la maladie ne se compose que d'accès
rares et légers, peut-être ne devraient-ils pas
séjourner indéfiniment dans l'hospice, ou bien,
si le malheur de leur position et l'impossibilité

d'être surveillés convenablement hors de l'hospice portaient à les y conserver, ils devraient
du moins être soumis à une discipline douce,
mais régulière, et s'acquitter obligatoirement
de quelques travaux utiles à l'établissement qui
leur donne asile. Cette règle, dictée par la loi
du 16 messidor an 7, ne serait pas seulement
équitable, elle serait encore propre à empêcher
les progrès de leur fatale maladie.

Ces deux classes de malades pourraient, à
mon avis, obtenir sans inconvéniens la fréquen-
tation habituelle des cours du reste de l'hospice
de Bicêtre, si la cantine des indigens, déjà
si funeste à beaucoup de vieillards, n'était plus
funeste encore pour les malades dont nous nous
occupons. On pourrait également, ce me semble, leur accorder, dans l'intervalle de leurs
accès, la sortie de l'établissement, pourvu que
ce fût en compagnie de leurs parens ou amis
qui s'engageraient à veiller sur eux et à les ramener. Cette dernière mesure, actuellement
suspendue, avait déjà été adoptée.

La libre sortie, tant réclamée par eux, est
une question qui mérite sans doute une attention particulière; mais les réglemens ayant
prononcé, nous ne pouvons que nous con-
former à ce qu'ils prescrivent.

Il est donc évident que l'arrêté du Conseil général des hospices, en date du 17 mars 1824,
qui permet de recevoir indistinctement tous les
épileptiques indigens, est trop libéral pour
ceux de ces malades que leur état maladif
n'empêche pas de travailler et de gagner
leur vie hors des hospices ; et que l'arrêté
du même Conseil, en date du 13 thermidor
an 12, est trop rigoureux, vu l'état actuel des
choses, lorsqu'il prescrit de n'accorder à aucun
épileptique *ni billet de sortie, ni congé.* Aussi,
pendant quelque temps, ce dernier réglement
était tombé en désuétude ; mais l'absence de
règles a donné lieu à des accidens ou à des désordres graves, et l'on a trouvé plus facile, il y
a deux ans, de le remettre en vigueur avec
toutes ses dispositions que de le modifier.

Les mêmes inconvéniens se feront incessamment sentir ; car, pour adoucir le sort de
ces malades, l'on a modifié les habitudes
de surveillance à leur égard, sans changer
le réglement, et bientôt de nouveaux abus ont
nécessité des restrictions nouvelles. Je dois
vous le dire, Messieurs, toute amélioration
dans cette partie du service me semble impossible *tant que des constructions spéciales n'auront pas permis d'établir un classement ré-*

gulier *des malades*, et que leur position et
leurs devoirs n'auront pas été clairement et ir-
révocablement fixés. Je voudrais aussi que,
lorsqu'ils entrent dans l'hospice, il leur fût
donné connaissance des conditions auxquelles
leur admission est accordée.

Au surplus, la surveillance et la police des
épileptiques entraînent peut-être plus de difficultés que celles des aliénés; un seul de ces
épileptiques non aliéné, mais irritable et colère,
suffit souvent pour mettre tout un dortoir en
révolte, pour rendre l'ordre et la discipline
impossibles, pour exposer même les surveillans
et les chefs de service à des dangers sérieux. Si
le provocateur sait écrire, le désordre sera plus
grand encore. Des notes, des demandes, des
plaintes bien autrement graves que celles qui
pourraient s'appliquer au refus de sortie, s'élèvent chaque jour; les dénonciations les moins
motivées, les plus injustes même sont adressées
à l'autorité ou aux journaux; ceux-ci, dans leur
zèle inconsidéré, comme nous en avons eu
dernièrement la preuve, ou peut-être par goût
pour le scandale, attaquent, sans preuve, des
hommes pleins de dévouement pour leurs semblables et de respect pour tout ce qui touche
à la liberté. En dédaignant de répondre à de

pareilles attaques, nous avons voulu vous prou
ver, Messieurs, toute la confiance que nous
avons dans votre justice; j'ose croire qu'elles
n'ont fait sur vous aucune impression; et, quant
au public, ces calomnies, maintenant, passent
inaperçues sous ses yeux; laissons-les donc
s'ensevelir dans l'oubli avec ces torrens d'injures dont quelques unes de nos feuilles publiques sont remplies, et qui n'épargnent même
pas ce qu'il y a de plus respectable dans la
société.

RÉSUMÉ.

Je termine, Messieurs, en résumant, en peu
de mots, les vœux que j'ai exprimés dans le
cours de ce rapport, pour l'amélioration des
secours à donner aux aliénés.

Objets d'intérêt général.

1º. Établissement sur toute la surface de la
France de maisons spéciales d'aliénés, de ma -
nière à ce que chacune d'elles soit commune à
deux ou trois départemens.

2º. Nécessité de consulter les médecins, notamment ceux qui se sont spécialement occupés du traitement de l'aliénation mentale, sur
la distribution intérieure de ces maisons.

3º. Nécessité de faciliter, pour les médecins,
des études spéciales pour le traitement de l'a-
liénation mentale.

4º. Urgence de dispositions législatives pour
remplir la lacune de la législation sur le sort
des individus présumés aliénés, jusqu'à leur
interdiction.

Objets communs aux hospices des aliénés de Paris.

5°. Mesures à prendre pour adoucir les formes employées par la police, dans l'arrestation et le transport des aliénés.

6°. Inutilité du certificat d'indigence pour l'admission des aliénés présentés au Bureau central.

7°. Adjonction au Bureau central de deux médecins ayant fait des études spéciales sur les maladies du système nerveux.

Objets particuliers à la division des aliénés de Bicêtre.

8°. Construction de plusieurs corps de bâtimens, tant pour les aliénés convalescens que pour les aliénés incurables et surtout pour les épileptiques, dont l'état exige des soins particuliers lorsque le délire vient compliquer leur maladie.

9°. Adjonction définitive de la ferme Sainte-Anne à la section des aliénés, la culture de cette ferme étant uniquement confiée aux soins de nos malades.

10°. Organisation définitive de la section d'épreuve dans laquelle les individus envoyés à la cinquième division doivent être provisoirement placés.

11°. Confection de quelques travaux pour terminer la séparation des aliénés dits criminels.

12°. Amélioration de l'habillement et du régime des aliénés.

13°. Formation d'ateliers où pourraient se confectionner les vêtemens pour les malades.

14°. Augmentation du chauffage.

15°. Possibilité d'accorder à quelques aliénés les moyens de se livrer à la lecture. et quelquefois aussi d'écrire à leurs amis.

FIN.

TABLE DES MATIÈRES.

PREMIÈRE PARTIE.

DEUXIÈME PARTIE.

PREMIÈRE SECTION.

ALIÉNÉS.

FIN DE LA TABLE.

RÉSUMÉS SYNOPTIQUES

réponses faites par MM. les Préfets aux 15 questions présentées par la circulaire n° 57, du 14 septembre 1833, concernant

LES ALIÉNÉS,

LEUR NOMBRE, LES SECOURS QUI LEUR SONT ACCORDÉS, LES MOYENS D'EN ASSURER DE PLUS COMPLETS, ETC.;

Le département de la Seine excepté.

1re QUESTION.	2e QUESTION.	3e QUESTION.	4e QUESTION.	5e QUESTION.	6e QUESTION.	7e QUESTION.	8e QUESTION.	9e QUESTION.	10e QUESTION.	11e QUESTION.	12e QUESTION.	13e QUESTION.	14e QUESTION.	15e QUESTION.
Existe-t-il dans le départem. des Etablissem. spéciaux pour les Aliénés? — Combien de loges?	Existe-t-il des Etablissem. non spéciaux pour les Aliénés? — Combien de loges?	Les Aliénés sont-ils traités dans des Etablissem. placés hors du département? — Quels sont ces Etablissemens?	Sont-ils traités dans ces Etablissemens aux frais des communes, aux frais des départem., ou aux frais des uns et des autres?	Quel est le prix des pensions payées à l'extérieur du département?	S'il y a dans le départem. des Etablissem. spéciaux ou non, combien y reçoivent les particuliers; combien paie le département?	Existe-t-il dans le département des Etablissem. spéciaux fondés par des particuliers ou par des corporations religieuses qui reçoivent des Aliénés? — Combien de loges contiennent-ils? — Quel est le prix de la pension?	Quel est le nombre actuel des Aliénés traités 1° dans les Etablissemens publics, 2° dans les Etablissemens particuliers, aux frais des communes, ou du département, ou aux frais des particuliers? — Distinguer les sexes, les âges et les professions.	Quelles sont les causes de l'aliénation? — Quel est le nombre des individus qu'elles atteignent proportionnellem. avec le nombre total?	Comment sont administrés les Etablissem. spéciaux et les Etablissemens particuliers?	Quelles sommes sont votées annuellement par les conseils généraux pour les Aliénés?	Quel est le nombre présumé des aliénés non secourus et en état de vagabondage ou retenus dans des prisons?	Quels seraient les moyens de faire traiter tous les aliénés indigens du département dans les Etablissemens soit particuliers, soit mixtes, soit spéciaux?	A combien s'élèveraient approximativem. les dépenses dans chacun de ces cas?	Comment pourrait-on espérer de réunir les fonds nécessaires?
Un pour les hommes, il manque 1 loge.	Néant.	Les Aliénés ne sont pas traités hors du département.	·	·	Le minimum est de 500 francs pour les familles, 225 fr. pour le département.	La congrégation des Sœurs de Bellechasse est la propriété de l'Etablissement; pour les femmes il contient 12 loges.	Il existe 131 Aliénés traités partiellement aux frais du département, partiellement aux frais des familles.	Prédispositions naturelles: l'épilepsie, les chagrins, la misère.	Par la congrégation des Sœurs de Saint-Joseph, surveillée par une commission.	27,000 francs.	200 dans l'un et l'autre cas.	Il faudrait trouver des fonds suffisans.	45,000 francs.	Par le moyen d'une allocation au budget de l'État.
Non.	Le dépôt de mendicité, à Montreuil-sous-Laon, 60 loges.	Non.	·	·	500 fr. pour les familles (cette somme est susceptible de réduction). Pour le département 85 c. par jour.	Non.	105 Aliénés, dont 51 aux frais du département. 66 hommes et 49 femmes. au-dessous de 20 ans 12 — de 30 — 29 — de 40 — 24 — de 50 — 20 — de 60 — 16 — de 70 — 9 105 Presque tous indigens.	Les chagrins, la misère, les excès, l'épilepsie.	·	33,000 fr. environ.	Aucun.	On pourvoit à tous les besoins.	·	·
Non.	Un seul Etablissement mixte placé au chef-lieu du département, sous la désignation d'hospice départemental de St-Gilles, ouvert aux indigens Aliénés, et à d'autres malades. — Il contient 15 loges pour hommes et 10 pour femmes.	Il y en a quatre dont deux pour chaque sexe. L'un de ces Etablissemens est celui qui est placé à Clermont; il est destiné aux Aliénés de l'Auvergne; il est sous la direction de M. Tissot.	Aux frais du département.	300 fr. par individu. Le département paie annuellement les frais de quatre pensions.	Les particuliers admis à l'hospice de St-Gilles paient 225 fr. par an. Le département néant.	Non.	80 Aliénés dont 56 sont traités gratuitement, 4 à la charge du département (27 hommes, 23 femmes). Presque tous les Aliénés sont domestiques, ou laboureurs, ou journaliers. 7 n'ont pas 10 ans. 9 — — 20 ans. 19 — — 20 ans. 21 — — 80 ans.	On ne peut répondre, quant à présent, à cette question. Des mesures vont être prises pour qu'à l'avenir ces renseignemens soient recueillis avec une grande exactitude.	L'Etablissement de St-Gilles est administré par une commission de 5 membres, nommés par M. le Ministre du Commerce. — Il est servi par un Médecin, un Chirurgien, un Aumônier, un Concierge, 8 infirmiers, une Lingère et un Cuisinier.	Ces sommes s'élèvent à 30,400 fr. qui s'appliquent indistinctement à tous les individus admis dans l'Etablissement.	28 Aliénés, dont 13 hommes et 15 femmes sont en état de vagabondage. 7 sont détenus en attendant leur admission à l'hospice de St-Gilles.	La Maison de Santé des Aliénés de l'Auvergne accepterait plus que toute autre à recevoir les Aliénés de l'Allier, mais l'exiguïté des ressources départementales ne permet aucun sacrifice à cet égard.	La dépense, calculée à raison de 56 individus, monterait à 14,000 francs.	On ne peut pas espérer que le Conseil général se détermine avant longtemps à voter aucun fonds pour cette dépense.
Non.	Non.	La maison d'Aix (Bouches-du-Rhône).	Aux frais des uns et des autres.	365 francs.	Néant.	Néant.	15 Aliénés dont 10 à la charge du Département, et 5 en partie à la charge des communes et des familles. 12 hommes et 2 femmes. Tous indigens.	Point de réponse.	Néant.	Ces sommes s'élèvent de 40,000 francs à 45,000 francs.	2 ou 3 sont en état de vagabondage, et 2 sont provisoirement retenus dans les prisons.	Point de réponse.	Point de réponse.	Les secours du Gouvernement pourraient seuls apporter les améliorations nécessaires.
Néant.	Néant.	L'hospice de Maréville (Meurthe).	Aux frais des uns et des autres. Le département ne fait les fonds nécessaires qu'en cas de dénûment des familles et de défaut de ressources communales.	255 fr. par an.	·	Néant.	8 hommes et 10 femmes: 1 de 25 à 30 ans. 7 de 30 à 40 ans. 6 de 40 à 50 ans. 1 de 54 ans. Tous sont de la classe ouvrière.	On n'a remarqué aucune cause principale d'aliénation.	Point de réponse à faire.	De 2,000 à 2,500 fr. pris sur les fonds des dépenses imprévues.	44 Aliénés sont en état de vagabondage; ils ne sont pas dangereux. 2 insensés sont dans les prisons en attendant leur interdiction.	On préfère continuer à les diriger sur l'Etablissement spécial de Maréville.	Elles seraient trop considérables relativement au petit nombre d'insensés du département.	On ne pourrait que les imposer sur les contributions facultatives déjà insuffisantes.
Néant.	Le dépôt de mendicité cité. 12 loges pour les hommes, 7 pour les femmes.	Les familles seules font traiter à leurs frais des Aliénés hors du département, soit à l'hôpital de la Grave à Toulouse, soit à Bordeaux.	Aux frais des familles de gré à gré.	On l'ignore.	L'admission est gratuite en principe. L'indemnité à laquelle on assujettit quelques familles varie suivant leurs moyens de 100 fr. à 200 fr. Le département fait l'allocation en masse.	Néant.	87 Aliénés, dont 50 hommes. Tous aux frais du département. de 10 à 20 ans 6 de 20 à 30 ans 13 de 30 à 40 ans 30 de 40 à 50 ans 18 de 50 à 60 ans 12 de 60 à 75 ans 8 87 Presque tous sans profession, ou cultivateurs.	L'impression d'une atmosphère constamment vive et pénétrante, les passions et la misère.	Le dépôt est administré en conformité du règlement ministériel du 27 octobre 1808.	32,000 francs.	246. (On entend par non secourus ceux qui ne reçoivent pas des traitemens analogues à leur mal.) Ils ne sont pas dangereux pour la société.	Vide la réponse à la 15e question.	80,000 francs.	La charité publique est insuffisante, il faudrait assujettir légalement les communes et le département à une contribution.
Non.	Non.	Maréville, Châlons, Charenton, La Salpêtrière.	Aux frais des uns et des autres.	A Maréville 255 A Châlons 328 A Charenton 290 A La Salpêtrière 363	·	Non.	44 Aliénés, dont 11 femmes. de 20 à 30 ans 8 de 30 à 40 ans 13 de 40 à 50 ans 10 de 50 à 60 ans 7 de 60 et au-delà 8 44 Tous animés.	Point de réponse.	·	de 14 à 15,000 fr.	5 ou 6.	Il faudrait placer au nombre des dépenses obligatoires les dépenses des Aliénés.	Point de réponse.	Point de réponse.

DÉPARTEMENS	1re question. Existe-t-il dans le département des Établissemens spéciaux pour les Aliénés? — Combien de loges?	2e question. Existe-t-il des Établissemens spéciaux pour les Aliénés? — Combien de loges?	3e question. Les Aliénés sont-ils traités dans ces Établissemens plus distans du département? — Quels sont ces Établissemens?	4e question. Sont-ils traités dans ces Établissemens aux frais des familles, aux frais des communes, aux frais des départemens, ou aux frais des uns et des autres?	5e question. Quel est le prix de pension payée à l'extérieur du département?	6e question. S'il y a dans le département des Établissemens spéciaux ou non, combien y paient les particuliers; combien paie le département?	7e question. Existe-t-il dans le département des Établissemens spéciaux fondés par des particuliers ou par des corporations religieuses qui reçoivent des Aliénés? — Combien de loges contiennent-ils? — Quel est le prix de la pension?	8e question. Quel est le nombre actuel des Aliénés traités dans les Établissemens publics et dans les Établissemens particuliers, aux frais des communes ou du département, ou aux frais des particuliers? — Distinguer les sexes, les âges et les professions?	9e question. Quelles sont les causes de l'aliénation? — Quel est le nombre des individus qu'elles atteignent proportionnellement avec le nombre total?	10e question. Comment sont administrés les Établissemens spéciaux et les Établissemens particuliers?	11e question. Quelles sommes sont votées annuellement par les Conseils généraux pour les Aliénés?	12e question. Quel est le nombre présumé des Aliénés errans, secourus et en état de vagabondage ou retenus dans des prisons?	13e question. Quels seraient les moyens de faire traiter tous les Aliénés indigens du département dans les Établissemens soit particuliers soit mixtes, soit spéciaux?	14e question. A combien s'élèveraient approximativement les dépenses dans chacun de ces cas?	15e question. Comment pourrait-on espérer de réunir les fonds nécessaires?
GIRONDE	L'Établissement de Bordeaux, 170 loges. Celui de Cadillac, 150 loges.	Non.	Non.			Les particuliers paient à Bordeaux 1,200 fr., à Cadillac de 1 à 200 fr. Le département paie par journée, 1 fr. 40 c. à Bordeaux, 1 05 à Cadillac.	Néant.	267 Aliénés, dont 13 [illegible] appartiennent au département [illegible]	Le libertinage, l'abus des boissons, les chagrins, les passions.	L'Établissement de Bordeaux est administré par une Commission, celui de Cadillac par la ville et par l'Administration départementale. Le service intérieur est confié aux Sœurs de la Sagesse.	58,700 francs.	Il est peu recherché.	On pourvoit (à peu près) à tous les besoins.	Si on n'a pas un système spécial, il faudra [illegible] l'Aliénation sur les [illegible] présens.
HÉRAULT	Le dépôt de police et celui sous l'enceinte de l'hôpital général, à Montpellier, 40 loges.	Non.	Non.			420 fr. et moins même pour les familles indigentes. Le département fait une subvention annuelle.	Néant.	102 Aliénés, dans 34 femmes. — 25 aux frais des familles, et 60 aux frais du département. — C'est à l'âge de 20 à 36 ans que l'aliénation acquiert le plus haut degré d'intensité. — Ils sont tous cultivateurs ou indigens.	La plupart sans morales.	Par la Commission administrative des hospices. Le service est fait par des Sœurs de charité. Un Médecin et un Chirurgien interne sont attachés à l'Établissement.	60,000 francs.	100 en y comprenant ceux qui sont retenus dans leurs familles.	De nouvelles constructions dans l'intérieur de l'Établissement.	Point de réponse.	Les recours des particuliers sont [illegible] après la pension accordée.
ILLE-ET-VILAINE	L'hospice de Rennes [illegible]. Il peut en traiter 200 malades.	L'hospice de St-Malo. Il peut en traiter 60 malades.	Non.	Les uns aux frais des familles; les autres aux frais du département.	4, 5 et 1,200 fr. pour les familles, 370 francs pour le département.		Néant.	60 aux frais du département; 70 aux frais des familles. — de 10 à 20 ans 2 / de 20 à 30 ans 20 / de 30 à 40 ans 14 / de 40 à 50 ans 32 / de 50 à 60 ans 28 / de 60 et plus 30 / Dont 55 femmes. Le plupart indigens.	Le vagabondage.	Pour Saint-Malo, par une Commission; il y a un aumônier, 9 Sœurs de charité, un Aumônier, un Médecin, un Chirurgien. Il en est de même de Saint-Malo.	22,000 francs.	Point de documens sur les Aliénés vagabonds. On voit dans les prisons, faute de places dans les hospices.	Cela déjà en usage.		Le conseil pour[voit] par l'engagement [illegible].
INDRE	Aucun.	L'hospice des incurables et la maison de correction de l'Charenton, qui contient 60 [illegible]. Les Aliénés y sont admis aux mêmes conditions que précédemment.	Maison de la Vieillesse (Hôpital) à Rennes. Saint-Yon à Rennes. Hôpital de Poitiers. Bourges.	Aux frais des uns et des autres.	À la maison de la Vieillesse... / Poitiers.... 3 à 400 / Charenton... 170 / Saint-Yon, 175 et 150 / Bourges.......... 140		Néant.	14 Aliénés, dont 8 femmes. — de 30 à 40 ans 7 / de 40 à 50 ans 4 / de 40 à 50 ans 2 / de 50 à 60 ans 1 / 4 sont aux frais des familles, 7 aux frais de ce département.	Très encéphalée.	[illegible].	L'allocation est faite sur le fonds des dépenses imprévues.	10.	Il faudrait envoyer les Aliénés dans les asiles ou établis en Auvergne.	11,800 francs.	C'est pour cela [illegible] établi un hospice [illegible]... M. le Préfet entre dans le grande détresse des loges.
INDRE-ET-LOIRE	Non.	L'hospice de Tours. L'hospice de Tours peut en traiter 40 loges [illegible], 67 loges et 34 [bis].	Rennes, Caen, Saumur, Paris.	Aux frais des familles.	À honorer....... 400 fr. / À Paris...... 365 / À Caen..... 300	Le prix est variable, de 190 à 700 francs.	Néant.	59 Aliénés, dont 34 femmes. — de 10 à 20 ans 20 / de 20 à 30 ans 20 / de 30 à 40 ans 10 / de 40 à 50 ans 18 / de 50 à 60 ans 11 / 60 et plus 10 / Dont 29 à la charge du département, 12 aux frais de la ville de Tours.	Point de réponse possible.	L'hospice est desservi par des Sœurs de la Charité, et dirigé par une Commission administrative.	L'allocation est faite sur les fonds destinés à l'hospice général. Elle s'élève à 45,000 fr., y compris général; on y compte 10,000 compris dans cette somme de 12,000 francs.	Février 40, et un pareil nombre d'Aliénés sont secourus.	On assigne un bâtiment spécial dans l'emplacement de l'hospice.	100,000 fr. de premier Établissement qui couvriraient les frais par l'État, et 15,000 fr. la charge du département. Les frais annuels se soldent de 20,000 fr.	Un secours du gouvernement, une subvention des frais du département.
ISÈRE	Non.	Maison de refuge de Saint-Robert, 15 loges.	Avignon, Lyon.	Aux frais des familles.	Le prix varie beaucoup.	360 francs pour les particuliers, 67 c. par jour pour le département.	Néant.	42 Aliénés, dont 22 femmes.	Les chagrins, les cures.	Par une Commission de surveillance, un Directeur, un Commissaire de Médecin, un Aumônier, et par le nombre de personnes nécessaires.	17,000 francs.	Aucun, si ce n'est les obus et les médecins qui peuvent circuler sans danger.	Les moyens actuels sont suffisans.	•	•
JURA															
LANDES	Néant.	L'hospice de Mont-de-Marsan. Celui de Dax, 4 loges.	L'Établissement de Bordeaux, de Cordelier et de Pau.	Aux frais du département, à peu près entièrement pris.	À Pau, 1 fr. par jour. À Cordelier, 1 fr. 04 c.	365 fr. pour le département.	Néant.	3 Aliénés, dont 2 femmes. — Il sont au nombre des malades, 2 aux frais en commune.	Excès de régime, chagrins, passions.	Par la Commission des hospices.	Les dépenses sont comprises dans les frais des dépenses imprévues.	6 ou 8 vagabonds par hasard, quelquefois dans les prisons.	On ne voit aucun moyen praticable.	•
LOIR-ET-CHER	L'hospice de Blois, 24 loges. Il y a une annexe réservée dans la maison d'appel, qui contient quelques loges.	Non.	Non.	•	•	Point de réponse.	Néant.	44 Aliénés, dont 22 hommes. — de 10 à 20 ans 7 / de 20 à 30 ans 12 / de 30 à 40 ans 10 / de 40 à 50 ans 8 / de 50 à 60 ans 5 / de 60 à 70 ans 2 / — 44 / Presque tous, en cultivateurs, ou sans profession.	Les chagrins et les passions.	Par la Commission du bureau de bienfaisance, et l'examen par la Commission des prisons.	10,000 francs.	50.	Agrandir l'Établissement existant.	À 8,000 francs sans compter les frais de construction et de premier Établissement.	On ne l'espère pas.
LOIRE	Non.	Non.	Celui de la Guillotière (Rhône), pour les hommes; celui de Saint-Alban (l'Aisne), pour les femmes.	Aux frais des uns et des autres.	360 francs.	Néant.	Non.	55 aux frais du département, — dont 31 hommes. — presque tous de la classe pauvre.	Les boissons spiritueuses, la misère.		17,300 francs.	De 80 à 100 sans recours.	De les placer d'un hospice à la Guillotière et à St-Alban.	300 fr. par individu; ce qui porterait la somme à 50,000 francs environ.	En abandonnant des secours de l'État.
LOIRE (Haute-)	Non.	L'hospice général du Puy, 12 loges; l'hospice de Brioude, 4 loges; celui de Yssingeaux, 6 loges.	L'hospice de la Guillotière (Rhône), pour les hommes; celui de Saint-Bon (Lozère), pour les femmes.	Aux frais des départemens.	450 fr. pour les hommes, 250 fr. pour les femmes.	L'admission est gratuite. Le département paie par journée 40 c.	23 Aliénés, dont [illegible]. — 7 sont traités à l'extérieur du département. — de 20 à 30 ans 3 / de 30 à 40 ans 4 / de 40 à 50 ans 4 / de 50 à 60 ans 5 / et en femmes 6 / — 23 / Tous indigens.	Les entraînemens nocturnes, les affections morales.		4,300 francs.	15 : retenus ou non de vagabondage; ou non en cours.	[illegible] plus de dérangemens que les placemens extérieurs.	3,000 fr. environ.	Le département pourrait les fonter.

DÉPARTEMENS.	1re QUESTION. Existe-t-il dans le départem. des Etablissem. spéciaux pour les Aliénés? — Combien de loges?	2e QUESTION. Existe-t-il des Etablissem. non spéciaux pour les Aliénés? — Combien de loges?	3e QUESTION. Les Aliénés sont-ils traités dans des Etablissemens aux frais des communes, hors du département? — Quels sont ces Etablissemens?	4e QUESTION. Sont-ils traités dans ces Etablissemens aux frais des familles, aux frais des communes, aux frais des départem., ou aux frais des uns et des autres?	5e QUESTION. Quel est le prix des pensions payées à l'extérieur du département?	6e QUESTION. S'il y a dans le départem. des Etablissem. spéciaux ou non, combien y paient les particuliers; combien paie le département?	7e QUESTION. Existe-t-il dans le département des Etablissem. spéciaux fondés par des particuliers ou par des corporations religieuses qui reçoivent des Aliénés? — Combien de loges contiennent-ils? — Quel est le prix de la pension?	8e QUESTION. Quel est le nombre actuel des Aliénés traités 1° dans les Etablissemens publics; 2° dans les Etablissemens particuliers, aux frais des communes, ou du département, ou aux frais des particuliers? — Distinguer les sexes, les âges et les professions.	9e QUESTION. Quelles sont les causes de l'aliénation? — Quel est le nombre des individus qu'elles atteignent proportionnellem. avec le nombre total?	10e QUESTION. Comment sont administrés les Etablissem. spéciaux et les Etablissemens particuliers?	11e QUESTION. Quelles sommes sont votées annuellement par les conseils généraux pour les Aliénés?	12e QUESTION. Quel est le nombre présumé des aliénés non secourus et en état de vagabondage ou retenus dans des prisons?	13e QUESTION. Quels seraient les moyens de faire traiter tous les aliénés indigens du département dans les Etablissemens soit particuliers, soit mixtes, soit spéciaux?	14e QUESTION. A combien s'élèveraient approximativement. les dépenses dans chacun de ces cas?	15e QUESTION. Comment pourrait-on espérer de réunir les fonds nécessaires?
LOIRE-INFÉRIEURE.	L'hospice de Sanitat à Nantes. Il sera incessamment remplacé par le nouvel hôpital Saint-Jacques.	Néant.	Non.			Pour le département 200 fr. et bientôt 300 f. Pour les familles 4 ou 500 fr. Il y en a qui paient jusqu'à 1,200 fr.	La maison de santé du docteur Drouet. Le prix de la pension est de 1,800 fr. jusqu'à 3,000 fr.	171 Aliénés, dont 98 femmes. de 10 à 20 ans 9 / de 20 à 30 ans 30 / de 30 à 40 ans 63 / de 40 à 50 ans 33 / de 50 à 60 ans 21 / de 60 à 75 ans 25. — 171. Dans ce nombre figurent sans doute quelques Aliénés des départemens voisins.	Point de réponse.	Par une commission administrative.	Point de réponse positive.	Point de réponse.	Les moyens existans paraissent suffisans.		
LOIRET.	Ils résident dans ce moment au hospice destiné aux Aliénés. On ne prévoit pas qu'il puisse être promptement construit, vu la modicité des fonds qu'on peut y consacrer.	L'hôpital général d'Orléans; 28 loges pour les hommes, 22 pour les femmes. L'hospice de Montargis; 4 loges.	Non.			Pour le département et pour les familles, 300 fr.	Néant.	90 Aliénés, dont 36 hommes. 18 aux frais du départ., 67 aux frais du Conseil, 5 aux frais des famill. de 20 à 30 ans 17 / de 30 à 40 ans 16 / de 40 à 50 ans 25 / de 50 à 60 ans 15 / de 60 à 70 ans 9 / de 70 à 80 ans 4. Presque tous indigens.	Point de réponse.	Par des commissions administratives.	4,800 fr.	20. Aucun Aliéné n'est détenu dans les prisons.	Construire en France un certain nombre de maisons centrales aux dépens desquelles tout les départemens contribueraient avec les communes et les familles des Aliénés.		
LOT.	Non.	L'hospice civil de Cahors, 24 loges.	L'Administration ne possède pas de renseignemens à cet égard.			200 fr. pour le département, les familles ne paient rien.	Néant.	27 Aliénés, dont 12 hommes. de 20 à 30 ans 6 / de 30 à 40 ans 9 / de 40 à 50 ans 5 / de 50 à 60 ans 2 / de 60 à 70 ans 3.			5 à 6,000 francs.	149 non secourus.	Il faudrait que les départemens fournissent un moyen pour fonder un Etablissement central destiné aux Aliénés.	Point de réponse.	Il serait nécessaire que les communes et les familles contribuassent aux dépenses occasionnées par les Aliénés.
LOT-ET-GARONNE.	Non.	Non.	L'hospice de Cadillac (Gironde), celui de la Grave, à Toulouse.	Aux frais du département, sauf quelques exceptions près.	1 fr. par journée à Toulouse; 1,05 à Cadillac.		Point.	19 Aliénés, dont 6 femmes. de 10 à 20 ans 2 / de 20 à 30 ans 2 / de 30 à 40 ans 6 / de 40 à 50 ans 6 / de 50 à 60 ans 2 / de 60 à 70 ans 1. — 19. Tous indigens.	La misère et le désespoir.		La dépense s'élève à 5,000 fr. environ.	Aucun.	Les moyens existans suffisent.		
LOZÈRE.	L'hospice de Saint-Alban consacré aux femmes aliénées; il contient 6 loges. On pourrait, au besoin, en construire 20 autres.	Non.	Les hommes sont envoyés dans les maisons de santé de l'Auvergne.	Aux frais du département.	500 fr. par an.	Le 13e des Aliénés est admis en sus. 300 fr. pour les uns et les autres. 6 Aliénés sont admises gratuitement.	Non.	48, dont 12 seulement appartiennent au département de la Lozère.	Les causes inconnues.	L'hospice de Saint-Alban est administré par une commission. Il est dirigé par une Sœur de Charité, un Médecin et un Aumônier sont attachés à l'Etablissement.	La quotité de ces sommes n'est pas indiquée par le Préfet. Il l'évalue à la somme annuelle de 6,000 fr.	Aucun.	Les moyens en usage.		
MAINE-ET-LOIRE.	Néant.	Les hospices d'Angers, Saumur et Baugé.	Quelques familles envoient des Aliénés dans des Etablissemens situés hors du département.	Aux frais des familles.		Le prix moyen pour les familles est de 500 fr.; pour le département 300 fr.	La maison de santé du docteur Dugrand-Launay, à Beaufort (trois chambres); le prix est de 12 à 1,800 francs. 4 Aliénés sont de plus dans la maison du docteur Dugrand-Launay.	227 Aliénés, dont 100 femmes.	Les chagrins et les excès.	Les hospices sont administrés par une commission. La maison particulière est dirigée par M. Launay lui-même.	5,000 francs.	120	On s'occupe de l'Etablissement d'un hospice dans les vastes bâtimens de Saint-Nicolas, à Angers. Le projet va être envoyé au Ministère.		
MANCHE.	Néant.	L'hospice de Pontorson, 78 loges.	Le couvent du Bon-Sauveur, à Caen.	Aux frais des familles.	400 francs.	Pour les familles, de 400 à 600 fr.; pour le département, 300 fr.	La Maison de santé du sieur Lamognie, au Mesnil-Gaultier; 20 chambres. Minimum du prix, 600 francs.	90 Aliénés, dont 42 hommes. de 20 à 30 ans 6 / de 30 à 40 ans 12 / de 40 à 50 ans 3 / de 50 à 60 ans 7 / âge inconnu 56.	Les chagrins et les excès.	Par les Dames de la Sagesse sous la surveillance d'une commission administrative.	La dépense est évaluée à 6,800 fr.	Aucun vagabond, 0 détenus provisoirement dans les prisons.	Établir une succursale de l'hospice de Pontorson, près des chefs-lieux d'arrondissement.	De 70 à 80,000.	L'État devrait y pourvoir.
MARNE.	Non.	La maison d'Orientale près de Châlons. — Elle contient 30 loges et un cloître. Elle peut recevoir 150 Aliénés indigens et 130 pensionnaires.	Non.			600 pour les familles. 90 centimes par jour et par Aliéné pour le département.		177 Aliénés, dont 97 hommes. — Les trois quarts des Aliénés à peu près sont au compte du département.	Prédisposition héréditaire.	Par un directeur et un conseil de surveillance.	32,000 fr.	Aucun.			
MARNE (HAUTE-).	L'hôpital général de Saint-Dizier; il contient 71 loges.	Non.	Non.			150 fr. par an pour les familles. Le département complète la dépense, et il paie celle des Aliénés indigens.	Non.	117, dont 82 hommes, 35 femmes. de 15 à 20 ans 8 / de 20 à 30 ans 15 / de 30 à 40 ans 32 / de 40 à 50 ans 30 / de 50 à 60 ans 15 / de 60 et au-delà 17. Tous de la classe ouvrière et indigente.	La misère, les contrariétés de famille, le fanatisme religieux.	Par une commission spéciale.	32,200 fr. Mais cette somme n'est pas affectée seulement aux Aliénés; quelques infirmes indigens y participent.	15.	Tous les Aliénés pourraient être traités dans l'Etablissement si on augmentait sa dotation.	de 30 à 35,000 fr.	Par le concours des communes, si on pouvait l'exiger; par le vote du conseil général, par des secours du gouvernement.
MAYENNE.	L'Etablissement de la Roche-Gandon, à Mayenne, 80 loges.	Les hospices de Laval et de Château-Gontier, 18 loges. Les prisons du département, 12 loges.	Les Aliénés de familles riches sont envoyés à Baugé, Caen, Rennes et Rouen.	Aux frais des familles.	De 1,200 jusqu'à 4,000 francs.	300 f. pour le département.	Néant.	47 Aliénés, dont 21 femmes. — La maladie sévit de 30 à 40 ans, plus qu'à toute autre époque de la vie.	La misère, l'onanisme, l'épilepsie, l'amour du gain.	Par les Sœurs hospitalières d'Evron.	10,000 fr.	Plus de 300 ne peuvent être secourus; ils sont emprisonnés comme furieux.	L'extension de l'Etablissement de Mayenne.	107,000 francs.	Un budget de 31,700 fr. n'permet de construire sur les travaux. Les votes du conseil général feront face au reste de la dépense.
MEURTHE.	Les Etablissements de Maréville, 382 loges; de Saint-Nicolas, 41 loges; de la Malgrange, 70 loges.	Non.	Non.			De 400 à 1,000 fr. à Maréville, de 800 et plus à Saint-Nicolas, de 300 au moins, à la Malgrange. — Le département n'envoie de malades qu'à Maréville, il paie par journée 70 cent.	La Maison de la Malgrange est tenue par un particulier (M. Güist), elle contient 70 loges.	645 Aliénés. On ne dit pas le nombre des aliénés du département, ils sont pour un tiers environ dans ce nombre.		Par des Sœurs hospitalières.	Point de réponse.	Point de réponse.	Les moyens actuels semblent suffire.		

DÉPARTEMENS	1re QUESTION. Existe-t-il dans le département des Établissemens spéciaux pour les Aliénés? — Combien de loges?	2e QUESTION. Existe-t-il des Établissemens non spéciaux pour les Aliénés? — Combien de loges?	3e QUESTION. Les Aliénés sont-ils traités dans des Établissemens plus éloignés du département? — Quels sont ces Établissemens?	4e QUESTION. Sont-ils traités dans ces Établissemens, aux frais des familles, aux frais des communes, aux frais des départem., ou aux frais des uns et des autres.	5e QUESTION. Quel est le prix des pensions payées à l'extérieur du département?	6e QUESTION. S'il y a dans le département des Établissemens spéciaux ou non, combien y paient les particuliers; combien paie le département?	7e QUESTION. Existe-t-il dans le département des Établissemens spéciaux fondés par des particuliers ou par des corporations religieuses qui reçoivent des Aliénés? — Combien de loges contiennent-ils? — Quel est le prix de la pension?	8e QUESTION. Quel est le nombre actuel des Aliénés traités dans les Établissemens publics et dans les Établissemens particuliers, aux frais des communes ou du département, ou aux frais des particuliers? — Distinguer les sexes, les âges et les professions?	9e QUESTION. Quelles sont les causes de l'aliénation? — Quel est le nombre des individus qu'elles atteignent proportionnellement avec le nombre total?	10e QUESTION. Comment sont administrés les Établissemens spéciaux et les Établissemens particuliers?	11e QUESTION. Quelles sommes sont votées annuellement par les Conseils généraux pour les Aliénés?	12e QUESTION. Quel est le nombre présumé des Aliénés non secourus et en état de vagabondage ou retenus dans des prisons?	13e QUESTION. Quels seraient les moyens de faire traiter tous les Aliénés indigens du département dans les Établissemens soit particuliers soit mixtes, soit spéciaux?	14e QUESTION. A combien s'élèveraient approximativement les dépenses dans chacun de ces cas?	15e QUESTION. Comment pourroit-on espérer de réunir les fonds nécessaires?
MEUSE.	L'hospice de Fains, renfermant 30 loges, et des appartemens particuliers.	Non.	Non.	Point de réponse.	·	800 environ pour les familles, 720 francs pour le département.	Non.	80 aliénés, dont 20 [illegible].	L'épilepsie pour la classe indigente.	Par la communauté des religieuses de St-Charles sous l'inspection d'une commission.	14,000 francs	Aucun.	Ceux en usage.	11,000 francs.	Le département pourvoit.
MORBIHAN.	L'hospice de Vannes, 10 loges.	Non.	Non.	Le département fait presque tous les frais.	·	300 francs pour les uns et les autres.	Non.	16 aliénés, dont 8 hommes, reçus aux frais du département.	La misère.	Par une sœur de Charité. Il y a un médecin spécial.	8,003 francs	25 à 30 aliénés sont retenus dans les prisons.	Il faudrait augmenter le nombre des loges de l'hospice de Vannes.	8 à 10,000 francs.	Par des [illegible] des recettes du [illegible].
MOSELLE.	Non.	Non.	Maréville, Aix, Paris (hospice de la Vieillesse-femmes).	Aux frais des uns et des autres.	A Maréville 255 fr., à Aix et à Paris, 365 fr.	Néant.	Néant.	78 aliénés, dont 46 hommes. — de 20 à 30 ans 8, de 30 à 40 ans 24, de 40 à 50 ans 10, de 50 à 60 ans 5, plus de 70 ans 4, âge inconnu 11.	Les chagrins, les peurs, les frayeurs; pour la plupart mauvaises dispositions héréditaires.		12,000 francs	24 environ.	Les moyens actuels semblent préférables à tous autres.		
NIÈVRE.	Néant.														
NORD.															
OISE.	Non.	Non.	Bicêtre, la Salpêtrière, l'hospice de Maréville.	3 aux frais des communes, 6 aux frais du département, 1 aux frais de sa famille.	A Bicêtre, 365 francs. À Maréville, 328 francs.	·	La Maison de santé de Clermont-l'Hérault par un particulier. — 120 loges. — La pension est de 425 pour le département, et de ce que peut pour les familles.	40 aliénés environ.	Les passions, les chagrins, la vieillesse, les suppressions chez les femmes.	La Maison de Clermont est administrée par le docteur Labitte.	17,080 francs	25 ou 30.	L'extension des moyens actuels.	5,000 fr. environ.	Par un [illegible] gouvernement.
ORNE.	L'hospice départemental d'Alençon. 72 loges.	Non.	Non.	·	·	305 francs pour les familles; le département fait un contingent annuel.	Néant.	53 aliénés, dont 40 femmes. — 3 sont à charge des familles; 50 aux frais du département. — De toutes les professions.	Chagrins; l'hystérie chez les femmes.	Par une commission administrative.	27,600 francs	17. — 2 sont retenus dans les prisons provisoires.	L'autorité y pourvoit dans ça [illegible].	5,000 francs.	Au moyen [illegible] du budget [illegible] départements.
PAS-DE-CALAIS.	La Maison départementale de Saint-Venant. 125 loges pour les hommes. 125 loges pour les femmes.	Non.	Maréville par Nancy.	Un seul Aliéné est traité dans cet établissement, aux frais du département.	70 fr. par jour.	305 à 990 francs, pour les familles; 75 francs par jour pour le département.	Néant.	189 aliénés, dont 99 hommes. — de 12 à 20 ans 6, de 20 à 30 ans 27, de 30 à 40 ans 58, de 40 à 50 ans 52, de 50 à 60 ans 33, de 60 et plus 13. — 189. — Tous ouvriers indigens.	Point de réponse.	Par un directeur sous la surveillance d'une commission.	23,000 francs.	Aucun. 30 sont surveillés par leurs familles qui reçoivent les secours du bureau de bienfaisance.	Augmenter les moyens actuels, c'est à dire l'allocation.	10,000 francs.	Il faudrait [illegible].
PUY-DE-DÔME.	L'hospice départemental des Aliénés à Riom. 18 loges.	Non.	A la Caillette.	Aux frais des uns et des autres.	300 francs pour le département.	La dépense totale est supportée par le département. Elle revient par individu à 240 ou 250 fr.	La Maison de M. Tissot et de ses associés qui n'en font point une spéculation.	129 aliénés.	Les intempéries provenant les prédominers [illegible].	L'Établissement de Riom est administré par un Directeur. Celui de M. Tissot, par lui-même et par ses associés.	26,800 francs.	Aucun.	Lorsque les bâtimens que fait construire M. Tissot seront terminés, non seulement ils suffiront à tous les besoins, mais on pourra diminuer d'un tiers le prix de la pension.		
PYRÉNÉES (Basses).	Néant.	Maison de santé de Pau. 14 loges.	Point de réponse.	·	·	83 c. par jour pour le département.	Néant.	79 aliénés.	Point de réponse.	Par une commission.	Point de réponse.	96 non secourus.	Fonder un établissement spécial.	30,000 francs de frais annuels.	Il serait [illegible] les frais [illegible].
PYRÉNÉES (Hautes).	L'Établissement de Tarbes. 10 loges.	Néant.	Non.	5 sont traités aux frais du département qui subvient par moitié aux pensions de 2 autres Aliénés dans les familles; les familles paient l'autre moitié.	Néant.	328 pour les uns et les autres.	Néant.	7 Aliénés (hommes). — Il y en a 6 de la même classe.	Revers de fortune.	Une commission; le service est confié à des sœurs de Charité.	2,400 francs.	14 en état de vagabondage. — 2 retenus dans les prisons, provisoirement.	Il faudrait doubler le nombre des loges. La proposition en sera faite au Conseil général.	15,000 francs pour frais de construction, 6,570 pour frais annuels de dépense.	Le frais [illegible] par le Conseil [illegible].

1re QUESTION. Existe-t-il dans le départem. des Etablissem. spéciaux pour les Aliénés ? — Combien de loges ?	2e QUESTION. Existe-t-il des Etablissem. non spéciaux pour les Aliénés ? — Combien de loges ?	3e QUESTION. Les Aliénés sont-ils traités dans des Etablissem. placés hors du département ? — Quels sont ces Etablissemens ?	4e QUESTION. Sont-ils traités dans ces Etablissemens aux frais des familles, aux frais des communes, aux frais des départem., ou aux frais des uns et des autres ?	5e QUESTION. Quel est le prix des pensions payées à l'extérieur du département ?	6e QUESTION. S'il y a dans le départem. des Etablissem. spéciaux ou non, combien y paient les particuliers ; combien paie le département ? — Combien de loges contiennent-ils ? — Quel est le prix de la pension ?	7e QUESTION. Existe-t-il dans le département des Etablissem. spéciaux fondés par des particuliers ou par des corporations religieuses qui reçoivent des Aliénés ?	8e QUESTION. Quel est le nombre actuel des Aliénés traités 1° dans les Etablissemens publics 2° dans les Etablissemens particuliers, aux frais des communes, ou du département, ou aux frais des particuliers ? — Distinguer les sexes, les âges et les professions.	9e QUESTION. Quelles sont les causes de l'aliénation ? — Quel est le nombre des individus qu'elles atteignent proportionnellem. avec le nombre total ?	10e QUESTION. Comment sont administrés les Etablissem. spéciaux et les Etablissemens particuliers ?	11e QUESTION. Quelles sommes sont votées annuellement par les conseils généraux pour les Aliénés ?	12e QUESTION. Quel est le nombre présumé des aliénés non secourus et en état de vagabondage ou retenus dans des prisons ?	13e QUESTION. Quels seraient les moyens de faire traiter tous les aliénés indigens du département dans les Etablissemens soit particuliers, soit mixtes, soit spéciaux ?	14e QUESTION. A combien s'élèveraient approximativement les dépenses dans chacun de ces cas ?	15e QUESTION. Comment pourrait-on espérer de réunir les fonds nécessaires ?
L'Etablissement départemental de Perpignan. — 24 loges.	Non.	A Avignon.	Aux frais des familles.	.	365 francs pour les uns et les autres.	Néant.	17 Aliénés, dont 10 hommes. de 20 à 30 ans 2 de 30 à 40 ans 6 de 40 à 50 ans 2 de 50 à 60 ans 4 de 60 à 70 ans 3 Tous indigens. 7 aux frais du département; 8 aux frais des communes; 2 aux frais des uns et des autres.	Les chagrins et les excès.	Par une commission administrative.	Les dépenses sont prélevées sur les fonds des dépenses imprévues. 2,500 fr.	22 Aliénés non secourus. Ils ne sont pas dangereux.	Augmenter l'importance de l'établissement départemental.	7,000 francs.	On ne peut compter que sur les ressources départementales, etc.
Il va en être créé un aux frais du département, à Stéphansfeld, près Brumath.	L'hôpital de Strasbourg. — 11 loges et des salles communes contenant plus de 90 Aliénés.	La Maison de Maréville (Meurthe).	Aux frais des uns et des autres.	70 francs par jour.	75 francs par jour pour les uns et les autres.	Non.	118 Aliénés, dont 46 hommes. Au dessous de vingt ans 6. de 20 ans à 30 ans 11 de 30 ans à 40 ans 21 de 40 ans à 50 ans 17 de 50 ans à 60 ans 23 en dess. de 60 ans 9 De toutes professions.	Il n'existe aucune cause prédominante.	Point de réponse.	10,000 francs.	30.	L'hospice qu'on va créer pourra pourvoir à tous les besoins.	de 7 à 8,000 francs.	Il faudrait demander au conseil général un supplément.
Non.	Non.	La Maison de Maréville (Meurthe).	37 à la charge du département; 2 aux frais des familles; 4 aux frais des uns et des autres.	255 francs.	.	Néant.	43 Aliénés, dont 19 hommes. de 20 ans et moins 1 de 20 à 30 ans 5 de 30 à 40 ans 11 de 40 à 50 ans 14 de 50 à 60 ans 6 de 60 et plus 6	Point de réponse.	.	de 8 à 9,500 francs.	10 (environ), 6 Aliénés sont pris individuellement détenus dans les prisons.	On ne peut proposer, quant à présent, aucune mesure nouvelle.	.	.
L'hospice de l'Antiquaille, à Lyon. 27 loges et 144 lits pour hommes, 72 loges et 166 lits pour femmes.	Non.	Non.	.	.	450 francs pour les particuliers, 390 francs pour le département.	La Maison de Santé des Soeurs Roussel les, à Lyon. — 30 ngrs. Le prix varie beaucoup. — La Maison de Saint-Pierre et Saint-Paul, à la Guillotière, 30 loges; on peut systémat 200 Aliénés. — Prix, 306 francs et plus.	303 Aliénés. 79 aux frais du département. 231 aux frais des communes. 93 aux frais des familles. 8 aux frais des uns et des autres. 118 appartiennent, de plus, à d'autres départemens.	Les chagrins, les passions, les excès.	L'hospice est administré par son économe. — La Maison des Soeurs Roussel les est dirigée par la propriétaire. — La Maison de Saint-Pierre et Saint-Paul est administrée par les Soeurs Saint-Joseph-Dieu.	24,862 francs.	Aucun.	On se gênerait de donner de l'extension aux anciens établissem., en faisant de nouvelles constructions dans l'hospice.	50,000 francs de plus par établissement. Il y a 10,000 francs de frais annuels.	L'hospice a des fonds en réserve qui seront employés à l'extension. Le département augmenterait les sommes destinées aux Aliénés s'il réclamait d'autres la subvention de l'hospice.
Non.	Non.	L'hospice de Maréville (Meurthe).	Aux frais des uns et des autres.	255 francs.	Néant.	Néant.	24 Aliénés. 11 à la charge du département; 9 à la charge des communes; 3 aux frais des familles; 11 hommes et 7 femmes. de 15 à 30 ans 6 de 30 à 40 ans 9 de 40 à 50 ans 4 de 50 et en dessus 6 Tous de la classe indigente exceptée.	Revers de fortune, divisions de familles, terreurs des commotions politiques.	.	3,500 francs.	3 sont retenus dans les prisons.	Le Préfet en profite pour être forcé qu'on complète d'autres moyens qui ont ceux qui existent déjà.	.	Par les moyens déjà en usage.
Néant.	Néant.	Bourg, Lyon, Paris.	Aux frais des familles et du département.	300 francs pour le département.	.	Néant.	68 Aliénés, dont 23 hommes. moins de 20 ans 3 de 20 à 30 ans 11 de 30 à 40 ans 20 au dessus de 60 9 de 40 à 50 ans 23 Presque tous ouvriers ou indigens.	Dispositions héréditaires, chagrins, excès.	.	70,000 francs.	125 non secourus.	On ne peut s'arrêter à l'idée de fonder un établissement spécial. Mais il serait à désirer qu'on reçut à Bourg tous les Aliénés.	70,000 francs.	Au moyen de 2 centimes additionnels au principal des contributions foncières, personnelles et mobilières.
On achève de construire un vaste établissement.	L'hospice des prisons, l'hôpital général et les prisons d'arrondissement. — 22 loges à l'hôpital général.	L'hospice de Bougé (Maine-et-Loire).	Aux frais des familles.	4 et 600 francs.	De 50 centimes à 1 franc par jour pour le département. — 2 familles paient l'une 81 francs, l'autre 700 francs par an.	L'hospice semi-religieux de la Flèche. — Le prix de la pension est de 50 centimes à 1 franc par jour.	117 Aliénés.	Epilepsie, chagrins, passions.	Point de réponse.	11,570 francs.	50 en état de vagabondage. 40 retenus dans les prisons.	On pourvoit à ces moyens.	.	.
Non.	Non.	Les Maisons de Rouen, Saint-Venant et Paris.	Aux frais des uns et des autres.	A Rouen et à Saint-Venant, 456 francs; à Paris, 306 francs.	Néant.	Néant.	72 Aliénés, dont 23 femmes. 47 de la classe ouvrière, 5 de la classe moyenne.	Jalousie, malheurs imprévus.	.	1,000.	48 ou 50 francs.	Le Préfet entre dans d'assez grands détails sur le mal qui existe; mais il n'indique aucun moyen d'y remédier.	Elles excéderaient les ressources du département.	Le Préfet n'en voit pas la possibilité.
Non.	Non.	Les Maisons de Rouen, de Saint-Venant, de Paris et Charenton, celle de M. Labitte à Clermont (Oise).	Aux frais des uns et des autres.	A Paris 365 fr. A Charenton 120 fr. A Rouen 400 fr. A St-Venant 365 fr. A Clermont 401 fr.	Néant.	Néant.	100 Aliénés, dont 13 femmes. 50 à la charge du département; 12 à la charge des communes; 5 à la charge des particuliers; 29 à la charge des uns et des autres.	La misère paraît être la cause prédominante.	.	35,000 francs.	Aucun.	Il faudrait que le département prît à sa charge la presque totalité des Aliénés qui sont dans les hospices de Paris.	15,000 fr. de plus que la somme déjà votée.	Par des allocations du Conseil général.
Néant.	Les hospices de Chizé, Thouars et Niort.	Lafond (Charente-Inférieure).	Aux frais du département.	450 francs.	275 francs pour le département et pour les familles.	Néant.	53 Aliénés, dont 25 hommes. moins de 20 ans 4 de 20 à 30 ans 12 de 30 à 40 ans 15 de 40 à 50 ans 11 de 50 et au dessus 5 Tous indigens, cultivateurs et journaliers.	On ne connaît pas de cause prédominante.	.	13,416.	Aucun.	Construire dans l'hospice de Moi une quantité de loges suffisantes.	12,500 francs.	Par des allocations du Conseil général.

DÉPARTEMENS.	1re question.	2e question.	3e question.	4e question.	5e question.	6e question.	7e question.	8e question.	9e question.	10e question.	11e question.	12e question.	13e question.	14e question.	15e question.
	Existe-t-il dans le département des Établissemens spéciaux pour les Aliénés? — Combien de loges?	Existe-t-il des Établissemens non spéciaux pour les Aliénés? — Combien de loges?	Les Aliénés sont-ils traités dans des familles, aux frais des familles, aux frais des départemens ou aux frais des uns et des autres? — Quels sont ces Établissemens?	Sont-ils traités dans ces Établissemens, aux frais des communes, aux frais des départemens ou aux frais des uns et des autres?	Quel est le prix des pensions payées à l'extérieur du département?	S'il y a dans le département des Établissemens spéciaux ou non, combien y paient les particuliers; combien paie le département?	Existe-t-il dans le département des Établissemens spéciaux fondés par des particuliers ou par des corporations religieuses qui reçoivent des Aliénés? — Combien de loges contiennent-ils? — Quel est le prix de la pension?	Quel est le nombre actuel des Aliénés traités, 1° dans les Établissemens publics; 2° dans les Établissemens particuliers, aux frais des communes ou du département, ou aux frais des particuliers? — Distinguer les sexes, les âges et les professions?	Quelles sont les causes de l'aliénation? — Quel est le nombre des individus qu'elles atteignent proportionnellem. avec le nombre total?	Comment sont administrés les Établissemens spéciaux et les Établissemens particuliers?	Quelles sommes sont votées annuellement par les Conseils généraux pour les Aliénés?	Quel est le nombre présumé des Aliénés non secourus et en état de vagabondage ou retenus dans des prisons?	Quels seraient les moyens de faire traiter tous les Aliénés indigens du département dans les Établissemens soit particuliers soit mixtes, soit spéciaux?	À combien s'élèveraient approximativement les dépenses dans chacun de ces cas?	[illegible]
SOMME.	Non.	La maison de correction n'a pas [de local] spécialement destiné aux aliénés. [illegible] loges.	Armentières, Lille, Lommelet (près Lille), hospice de la Vieillette (Paris).	Les indigens sont tous traités aux frais du département.	À Armentières, 80 c. par jour; à Lommelet, 80 c.; à Lille, 1 fr. 13 c.; à la Vieillette, 1 franc.	1 fr. par jour pour les familles, 13 c. pour le département.		112 Aliénés, dont 14 femmes. — de 13 à 30 ans 23, de 30 à 50 ans 60, de 50 à 80 ans 29. — Presque tous cultivateurs.	On ne les connaît pas.		27,000 francs.	Aucun.	On projette l'établissement d'une maison spéciale.	80 à 100,000 fr.	[illegible]
TARN.	Il en existe un, mais qui n'est pas achevé et qui ne le sera probablement pas. Il contient 25 loges.	L'hospice d'Albi reçoit des Aliénés. Il contient 15 loges.	Le département entretient 12 Aliénés dans les maisons de santé de l'Auvergne, et un autre dans la maison de santé de Naury.	Aux frais du département.	Le prix de la pension est de 300 francs.	Le prix de la pension, pour les uns et les autres, est de 300 fr.	La société des Dames du Bon-Sauveur, à Caen, est sur le point de former un établissement de ce genre. Déjà le local est acquis.	Les Aliénés sont au nombre de 30, [12] hommes et 14 femmes. 10 sont entretenus aux frais des familles. Presque tous sont de la classe ouvrière.	Les causes générales sont la misère, les affections morales, les exaltations religieuses.	Aucun renseignement.	La somme de 6,000 f. est votée pour 1834.	Il n'en existe aucun en état de vagabondage. — 6 sont retenus dans la maison d'arrêt de Castres, en attendant leur translation.	L'établissement qu'on est sur le point de former à Albi recevra tous les Aliénés indigens du département.	À 20,000 f.	[illegible]
TARN-ET-GARONNE.	Néant.	L'hospice de Montauban. 14 loges pour les hommes, 8 pour les femmes.	Non.	.	.	L'admission est gratuite. Le département paie 1 fr. 10 c. par journée.	Néant.	21 Aliénés, dont 18 femmes. — L'âge varie de 42 à 66 ans. — Tous sont indigens.	Prédispositions héréditaires, les chagrins, les soucis, l'épilepsie, la misère.	Par les sœurs de St-Vincent-de-Paule, sous la surveillance d'une commission administrative.	Les fonds sont pris sur les dépenses variables; ils s'élèvent en 1834 à 9,284 fr.	118 sont secourus. — 13 sont entretenus par leurs familles et sont compris dans le nombre 118 pour lequel le département ne fait aucun frais de secours.	L'on doit construire un Établissement spécial.	100,000 fr. de première installation; 15,000 fr. de frais annuels.	[illegible]
VAR.	Non.	Non. [illegible]	L'hospice d'Aix.	22 sont au compte du département; 17 sont au compte des communes et du département par moitié.	365 fr.	Néant.	Néant.	39, dont 28 femmes.	Point de réponse.	Par une Commission administrative.	12,000 fr.	Aucun.	Il faudrait que le Conseil général votât des fonds pour un Établissement spécial. Déjà le projet en avait été formé, il a été abandonné faute de fonds.	Point de réponse.	[illegible]
VAUCLUSE.	Maison royale de santé à Avignon. (Elle contient 120 malades.)	Non.	.	.	.	De 500 à 1,000 fr. pour les familles. 360 fr. pour le département.	Néant.	103 Aliénés, dont 71 hommes. — de 20 à 30 ans 16, de 30 à 40 ans 41, de 40 à 50 ans 23, de 50 à 60 ans et plus 23. — De toutes conditions. — Il y en a de plus 20 étrangers au département.	[illegible]	Par une Commission administrative.	L'allocation est faite sur les fonds des dépenses imprévues. 99,600 fr.	Aucun.	Donner de l'extension aux moyens qui existent.	Point de réponse positive.	[illegible]
VENDÉE.	La maison de Fontenay, 48 loges.	L'hospice de Bourbon-Vendée, 13 loges.	Non.	Néant.	Néant.	L'admission est gratuite. Le Département paie annuellement à l'hospice de Fontenay 12,000 fr. pour l'entretien de 50 Aliénés; mais ce nombre n'est jamais atteint.	Néant.	43 Aliénés, dont 17 femmes. — Tous sont de la classe ouvrière.	Dispositions naturelles.	Commission administrative.	10,000 francs.	Aucun.	Néant.	Néant.	[illegible]
VIENNE.	L'hôpital général de Poitiers, 25 loges pour hommes, 13 loges pour femmes.	L'hospice des Incurables, 5 loges pour les hommes, 15 loges pour les femmes.	Non.	.	.	365 fr. par an pour le département et pour les familles, qui peuvent aussi traiter de gré à gré.	L'Établissement du Docteur Bès, qui contient environ 5 Aliénés. On traite de gré à gré avec les familles.	88 Aliénés, dont 46 hommes. — 70 au compte du département, 18 au compte des familles. — de 10 à 20 ans 3, de 20 à 30 ans 26, de 30 à 40 ans 20, de 40 à 50 ans 15, de 50 à 60 ans 12, de 60 et plus 12. — 88	Point de réponse précise.	Par une Commission administrative.	12,000 fr. ou environ.	Les vagabonds sont déposés provisoirement dans les prisons.	L'autorité s'occupe de l'extension des moyens actuels.	118,100 fr. pour les travaux de construction.	[illegible]
VIENNE (HAUTE).	L'hospice des Aliénés, à Limoges. — 50 loges pour les hommes, 24 pour les femmes.	Non.	Collette (Puy-de-Dôme), la Salpêtrière à Paris.	Aux frais des familles.	À la Salpêtrière, 365 fr.	De 100 à 365 fr. pour les familles. Le département paie en sus.		97 Aliénés, dont 51 hommes. — De plus, 18 étrangers au département.	Les chagrins, les passions, les vices héréditaires.	Par un conseil d'inspection gratuit, par un Directeur et 5 Religieuses du Bon-Pasteur, par un Médecin et un Chirurgien.	44,000 francs.	Aucun.	Il faudrait donner des développemens à l'Établissement de Limoges.	900 fr. par individu.	[illegible]
VOSGES.	Non.	Non.	Les Établissemens de Maréville et de Malgrange (Meurthe).	À Malgrange, ils sont au compte des familles; à Maréville, les familles interviennent pour le paiement de la demi-pension dans la proportion d'un à 30 Aliénés. Même observation pour les communes.	À Maréville, 75 c. par jour; à Malgrange, 600 fr. (environ).	.	Non.	61 Aliénés, dont 25 femmes.	Chagrins, passions, excès de travail.	.	La dépense s'élève à 12,000 francs.	20 ou 30.	Les moyens actuels sont convenables; il faudrait seulement augmenter l'allocation.	3,000 fr. à peu près.	[illegible]
YONNE.	Néant.	L'hospice général d'Auxerre, 33 loges.	Les hospices civils de Paris.	Aux frais des familles et des départemens.	1 fr. 25 c. par jour.	Les entrées à l'hospice sont gratuites.	Néant.	63 Aliénés, dont 38 hommes. — de 20 à 30 ans 8, de 30 à 40 ans 22, de 40 à 50 ans 25, de 50 à 60 ans 7, de 60 à 70 ans 1.	Les chagrins, les passions, l'épilepsie, vices héréditaires.	Par une Commission administrative.	Point de réponse.	89 (ils sont secourus à domicile, 5 sont détenus dans les prisons).	En doublant le nombre des loges qui existent dans l'hospice général.	40,000 fr. de premier Établissement; 30,000 fr. de frais annuels.	[illegible]

Résumé des Tableaux qui précèdent.

DÉPARTEMENS.	NOMBRE DES ALIÉNÉS — Placés dans des Établissemens spéciaux ou mixtes. — Hommes.	Femmes.	Secourus. (Total.)	Des deux sexes. Vagabonds ou retenus dans les Prisons.	SOMMES votées annuellement par les Conseils généraux pour les Aliénés.	SOMMES annuelles qui seroient nécessaires en outre pour secourir tous les Aliénés.	SOMMES nécessaires pour 1ers établissement et constructions nouvelles.	NOMBRE ET NATURE DES ÉTABLISSEMENS EXISTANS.
. . . .	56	75	131	200	27,000	45,000	»	Un établissement spécial pour les hommes ; un établissement particulier pour les femmes.
. . . .	56	49	105	»	33,000	»	»	Un établissement mixte.
. . . .	37	23	60	35	30,000	14,000	»	Idem.
Basses-)..	12	5	15	5	45,000	»	»	Néant.
(Hautes-).	3	2	5	2	1,100	»	»	Idem.
e..	16	17	33	15	5,980	5,280	»	Un établissement particulier.
es.	8	10	18	48	2,500	»	»	Néant.
e.	50	37	87	316	32,000	80,000	»	Un établissement mixte.
. . . .	26	18	44	6	15,000	»	»	Néant.
. . . .	26	10	36	15	12,000	»	»	Un établissement particulier.
n..	29	4	33	110	8,400	20,000	80,000	Un établissement mixte.
-du-Rhône..	182	194	376	»	»	»	»	3 établissemens spéciaux et 2 maisons particulières.
s..	78	109	187	»	21,000	»	»	Un établissement particulier.
. . . .	40	40	80	»	25,000	»	50,000	Néant.
e..	12	12	24	»	8,000	»	30,000	Un établissement spécial.
te-Inférieure.	56	44	100	»	40,000	»	»	Idem.
. . . .	20	40	60	60	11,400	12,000	»	Un établissement mixte.
e.	9	[illegible]	18	20	1,000	3,000	»	Idem.
. . . .	»	»	»	»	»	»	»	Néant.
Or.	25	12	37	20	8,000	6,000	»	Idem.
u-Nord..	33	47	80	37	14,000	»	»	Un établissement spécial pour les hommes, et une annexe.
. . . .	10	6	16	45	4,000	7,200	»	Néant.
ne.	»	»	77	84	10,000	20,000	»	Idem.
. . . .	»	»	66	30	»	»	12,000	Un établissement mixte.
. . . .	16	15	31	10	10,000	»	»	Néant.
. . . .	29	13	42	22	9,500	14,000	»	Un établissement mixte.
-Loir.	22	16	38	30	15,000	»	68,000	Néant.
re..	55	33	88	80	23,000	»	22,000	Un établissement spécial.
. . . .	12	2	14	5	5,440	1,825	»	Néant.
e (Haute-)	104	140	244	»	17,990	»	»	Un établissement spécial et un établissement particulier.
. . . .	15	14	29	30	21,000	»	20,000	Un établissement mixte.
le.	»	»	219	»	38,000	»	»	2 établissemens spéciaux.
lt.	51	52	103	100	30,000	»	»	Un établissement mixte.
-Vilaine.	84	95	179	10	24,000	»	»	Un établissement spécial et un établissement mixte.
. . . .	8	6	14	38	1,200	11,400	»	2 établissemens mixtes.
-et-Loire.	54	59	95	40	13,000	30,000	100,000	Un établissement mixte
. . . .	22	21	43	»	17,600	»	»	Idem.
. . . .	»	»	»	»	»	»	»	
es.	3	2	5	»	»	»	»	Un établissement mixte.
et-Cher..	23	21	44	50	10,000	8,000	»	Un établissement spécial et une annexe.
e..	31	22	53	80	17,760	33,000	»	Néant
(Haute-).	11	12	25	13	4,300	5,000	»	3 établissemens mixtes.
e-Inférieure.	75	96	171	»	»	»	»	Un établissement spécial et un établissement particulier.
Loiret.	56	»	90	20	4,800	»	»	Un établissement mixte
Lot.	12	»	27	149	6,000	»	»	Idem.
Lot-et-Garonne.	»	6	19	»	5,000	»	»	Néant.
Lozère.	»	6	12	»	6,000	»	»	Un établissement spécial pour les femmes
Maine-et-Loire.	137	160	257	120	5,000	»	»	3 établissemens mixtes, une maison particulière.
Manche.	49	41	90	6	7,000	»	70,000	1 établissement mixte et une maison particulière.
Marne.	82	95	177	»	32,000	»	»	1 établissement mixte
Marne (Haute-)..	82	35	117	15	30,000	5,000	»	1 établissement spécial.
Mayenne..	16	24	42	564	10,000	»	162,000	1 établissement spécial et 2 établissemens mixtes.
Meurthe.	»	»	645	»	»	»	»	3 établissemens spéciaux (dont un particulier)
Meuse.	41	39	80	»	14,000	»	»	1 établissement spécial
Morbihan.	8	8	16	25	6,000	»	8,000	Idem.
Moselle.	48	30	78	54	15,000	»	»	Néant
Nièvre.	»	»	»	»	»	»	»	
Nord..	»	»	»	»	»	»	»	
Oise.	»	»	40	25	17,000	5,000	»	1 établissement particulier.
Orne.	49	49	98	19	27,000	5,000	»	1 établissement spécial.
Pas-de-Calais.	90	99	189	»	23,000	10,000	»	Idem.
Puy-de-Dôme.	»	»	129	»	26,000	»	»	Idem et un établissement particulier.
Pyrénées (Basses-)..	»	»	79	96	12,000	18,000	»	1 établissement mixte.
Pyrénées (Hautes-).	7	»	7	11	2,400	5,000	15,000	1 établissement spécial.
Pyrénées-Orientales.	10	7	17	23	2,500	»	7,000	Idem.
Rhin (Bas-)	48	37	85	30	10,000	»	8,000	1 établissement mixte.
Rhin (Haut-).	19	»	43	16	9,000	»	»	Néant.
Rhône.	169	134	303	»	24,000	10,000	70,000	1 maison spéciale et 2 établissemens particuliers.
Saône (Haute-).	18	7	25	3	3,800	»	»	Néant.
Saône-et-Loire.	33	33	66	125	20,000	50,000	»	Idem.
Sarthe..	»	»	117	136	11,510	»	»	1 établissement mixte et 1 maison particulière.
Seine..	»	...	...	...	—	—	»	»
Seine-Inférieure.	»	»	»	»	»	»	»	
Seine-et Marne..	29	23	52	40	1,100	»	»	Néant.
Seine-et-Oise.	48	58	106	»	35,000	15,000	»	Idem.
Sèvres (Deux-).	25	26	51	»	13,000	»	12,000	3 établissemens mixtes.
Somme.	52	61	113	»	27,000	»	80,000	1 établissement mixte
Tarn..	12	14	26	5	6,000	»	20,000	Idem.
Tarn-et-Garonne.	18	6	24	85	9,000	15,000	100,000	Idem.
Var.	28	2	30	»	12,000	»	»	Néant.
Vaucluse..	71	32	103	»	20,000	»	»	1 établissement spécial
Vendée.	26	17	43	»	10,000	»	»	Idem et 1 établissement mixte
Vienne.	45	43	88	»	12,000	»	118,000	1 établissement spécial, 1 établissement mixte et 1 établissement particulier.
Vienne (Haute-).	51	46	97	»	44,000	»	»	1 établissement spécial
Vosges.	56	25	61	20	12,000	3,000	»	Néant.
Yonne.	58	25	63	85*	10,000	»	40,000	* Sur lesquels 70 sont secourus à domicile.

NOTA. Nous n'avons pu faire une Récapitulation définitive, puisque quelques Départemens n'ont point envoyé les renseignemens demandés.